« RÉPONSES »
Collection dirigée par Sylvie Angel et Abel Gerschenfeld

JOCELYNE DE ROTROU

LA MÉMOIRE
EN PLEINE FORME

Comment l'entretenir,
la préserver, la développer

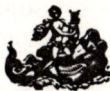

ROBERT LAFFONT

ÉCRIT AVEC LA COLLABORATION
DE MICHEL LEVINE

Dessins de Sophie Sabar-Guigon

Couverture : dessins de Sophie Sabar-Guigon
mis en couleurs par Laurence Chaspoul

© Éditions Robert Laffont, S.A., Paris, 1993
ISBN 2-221-07376-2

AVANT-PROPOS

« Je ne sais plus ce que j'ai fait de mes clés. J'ai égaré mes lunettes, oublié de téléphoner à ma cousine. Comment s'appelle ce présentateur de télé, déjà ? Il me semble avoir vu cet objet quelque part, mais où ?... »

Autant de constats et interrogations qui ponctuent banalement votre vie quotidienne.

Dans un premier temps, ces faits d'observation courante vous amusent, vous agacent parfois, sans plus. Vous vous promettez d'être plus vigilant, de « faire attention », sans que ces bonnes intentions soient pour autant suivies d'effet. Mais souvent, au bout de quelque temps, une inquiétude diffuse s'insinue en vous : ces oublis, ces petites absences pourraient, vous a-t-on dit, être le signe de problèmes plus graves. Vous vous demandez alors : « Et si j'avais des troubles de mémoire ? »

Autre approche de ce problème : vous appartenez à ce qu'on appelle le « troisième âge » et vous avez entendu parler de dégénérescence cérébrale, de la maladie d'Alzheimer. Chaque petit oubli vous paraît à présent symptomatique et vous aimeriez en avoir le cœur net. Surtout, vous vous demandez s'il est possible d'intervenir pour éviter l'apparition de telles dégénérescences.

Prenons un autre cas : vous êtes un « cadre

performant » dans la force de l'âge, confronté aux sou-
bresauts d'un contexte socioprofessionnel très évolutif.
À l'époque de vos parents, on choisissait un métier et
on l'exerçait généralement toute sa vie. Tout était
simple, alors. Difficile mais simple. Tel n'est plus le cas
maintenant. Vous êtes soumis à des mutations tech-
nologiques rapides qui vous imposent d'apprendre et
de réapprendre constamment, de vous recycler et de
vous recycler encore... Cette évolution constante, dans
un contexte de plus en plus compétitif, exige des capacités d'adaptation et de réadaptation permanentes. Il suffit que surgissent quelques problèmes personnels pour
que vous cessiez de vous concentrer, pour que le sur-
menage s'installe et que tout cela produise quelques
dégâts. La société est sans pitié. Et puis, il y a parmi
vos collègues ces « jeunes loups » qui s'agitent, fonc-
tionnent plus vite que vous et vous apparaissent bien
menaçants. Allez-vous faire face, vous maintenir sur la
brèche, ou sombrer ? Il vous faut absolument un cerveau performant – mais comment y parvenir ? Là est la
question...

Autre situation : vous êtes étudiant. Vos résultats
sont honorables, mais vous vous rendez compte que
pour vous maintenir à niveau, il vous faut fournir un
effort intellectuel permanent. Et cette nécessité vous
rend un peu anxieux : allez-vous tenir cette cadence
infernale ? Parfois, vous avez l'impression d'être « à
côté de vos pompes », submergé par ces tonnes de
savoir à ingurgiter...

Prenons un cas plus simple : vous avez récemment
remarqué que dans votre famille une de vos tantes
souffre d'absences, de déficiences, de troubles de la
mémoire. Très logiquement, vous vous posez la question : « Et moi, à son âge, où en serai-je ? » Ce n'est pas
tellement lointain, après tout...

Plus simplement encore, vous avez été attiré par ces

nombreux « tests d'intelligence » qui fleurissent dans les magazines. Hélas, vous n'avez obtenu que des scores médiocres et vous commencez à vous interroger. « Ces exercices sont-ils sérieux – et, en ce cas, est-ce que cela signifie que je suis hors course ? Puis-je agir avant que les choses ne se gâtent ? »

Ces diverses situations sont, bien sûr, simplifiées à l'extrême. La réalité est à la fois plus complexe et plus foisonnante. Les questions que chacun est amené à se poser sur ses facultés intellectuelles – ou qu'il ressent confusément sans oser les formuler – sont beaucoup plus nuancées. Je me suis contentée de citer les principales motivations des personnes que je rencontre dans ma pratique quotidienne.

Disons qu'en règle générale, la plupart des adultes, quel que soit leur âge, se sentent concernés par leur cerveau et s'interrogent sur son bon ou mauvais fonctionnement. En effet, qui n'a jamais eu l'occasion de constater, à un moment ou à un autre, et à des degrés divers, une baisse de sa mémoire, de ses performances intellectuelles ou de celles d'un proche ? Qui n'a pas non plus ressenti la nécessité de se garder en forme dans ce domaine et même d'y faire des progrès ?

En somme, la question fondamentale est toujours la même : *Ma mémoire m'intéresse, puis-je améliorer son fonctionnement ?*

À cette question parfois obsédante, la société, les médias ont commencé à donner un début de réponse. On a constaté depuis quelques années l'introduction dans le discours sociomédiatique de ce qu'on appelle « le sport cérébral * ». À la radio, à la télévision, dans les journaux, on parle abondamment de « cerveau performant », de « gymnastique des neurones », d'« entraînement de la mémoire »... on retrouve ce même phénomène à l'échelon international.

---

* Éditions Hachette.

Mais ne s'agirait-il pas simplement d'une mode, d'un phénomène de société passager ?

Les spécialistes s'accordent à penser que non. Ces vingt dernières années ont apporté à la neuropsychologie un ensemble de connaissances qui ont légitimé cet engouement pour le « sport cérébral ». Les recherches les plus récentes ont montré que le cerveau peut se modifier favorablement dans sa structure et son fonctionnement lorsqu'il est convenablement stimulé. Ces découvertes majeures ont eu pour principal corollaire le véritable foisonnement actuel des méthodes de stimulation cérébrale, des « ateliers-mémoire », etc.

Naturellement, comme dans toute propagation médiatique d'un phénomène nouveau, il a été difficile d'éviter les excès. On peut maintenant parler de surmédiatisation du phénomène « sport cérébral ». Par voie de conséquence, on assiste tantôt à une surenchère des méthodes de stimulation de la mémoire – et donc à une sorte de « mémomania » –, tantôt à un rejet déguisé ou déclaré.

Il importe donc de garder la tête froide... et de faire le point.

Rappelons d'abord que se préoccuper de sa mémoire n'est pas une aspiration nouvelle. On le fait depuis l'Antiquité, comme en témoigne la méthode des *loci*, qui consistait à créer des associations d'idées entre les informations et les lieux.

Cependant, il y a vingt ans encore, on considérait comme acceptables les troubles de la mémoire et on trouvait tout à fait « normal » que des personnes, passé un certain âge, perdent un peu la tête. C'était le lot de la vieillesse, la fatalité, se bornait-on à dire.

Aujourd'hui, les spécialistes du cerveau, en faisant évoluer les connaissances, ont aussi fait évoluer les mentalités. On sait désormais que le cerveau n'est pas un organe au fonctionnement immuable sur lequel il serait impossible d'agir : on a compris, au contraire, qu'il peut non seulement s'adapter mais aussi se modifier favorablement, lorsque l'environnement psychosocial est stimulant et l'équilibre affectif préservé. Ce refus de la fatalité, cet espoir de pouvoir enfin agir sont autant de données capitales qui sont appelées à intervenir sur notre avenir et celui de nos proches.

Ce livre tient compte de ces découvertes scientifiques et du nouveau regard qui en découle. Il s'adresse principalement aux personnes (jeunes ou âgées) concernées par leur mémoire et ayant le souci de la développer. Il leur propose une réflexion, des méthodes et des exercices.

Mais attention, précisons dès à présent qu'il ne contient aucune recette miracle qui fera de vous un être « super-intelligent » apte à résoudre tous les problèmes! Votre cerveau ne peut changer de nature, pas plus que votre personnalité profonde, qui a contribué à son façonnage et avec qui il fonctionne en connexion.

Simplement – mais c'est capital – vous serez en mesure d'*agir* pour développer votre potentiel. Dans la vie quotidienne, vous réduirez vos oublis, vos « trous » de mémoire. À plus long terme, vous contribuerez activement à l'accroissement de vos ressources personnelles.

Cet ouvrage est donc une sorte de « livre-outil ». À vous de bien savoir vous en servir. Il ne vous assignera aucun ordre, ne s'accompagnera d'aucune contrainte – pas question de planning rigide ou de performances chronométrées : un cerveau « éduqué », associé à une personnalité équilibrée, sait opérer vite lorsque les conditions l'exigent. Mais il n'est pas toujours nécessaire de s'imposer d'aller vite. À chacun de l'utiliser à sa façon, à son rythme et selon sa personnalité.

Avant de poursuivre, quelques mots sur mes premières réflexions dans le domaine du fonctionnement cérébral et sur le cheminement qui s'est ensuivi.

Les choses commencèrent en 1970, quand un professeur de neuropsychiatrie d'un hôpital de Grenoble confia à l'étudiante en psychologie que j'étais un sujet de recherche passionnant :

– Voilà, me déclara-t-il en substance, j'ai un problème dans mon service. Je reçois des traumatisés crâniens qui se plaignent de troubles de mémoire. On leur fait passer un bilan de routine et on ne leur trouve rien ! Si ce sujet vous intéresse, essayez de comprendre les raisons de ce phénomène. Est-ce que ces gens n'ont réellement aucun trouble ou est-ce que ce sont nos instruments d'investigation qui ne sont pas assez sensibles pour détecter des troubles relativement mineurs ?

On me demandait donc de mettre au point une méthodologie pour l'étude approfondie des troubles de la mémoire. Remarquons ici que si l'on parle tant de la mémoire, c'est parce que c'est la fonction cérébrale dont les gens se plaignent le plus, la plus accessible au profane. Autrement dit, on ne s'inquiète jamais de « raisonner mal », mais toujours de « se souvenir mal ». Tout se passe comme si la mémoire ne représentait que la partie émergée, visible, d'une sorte d'iceberg que constituerait l'ensemble des facultés mentales. On comprend dès lors que, logiquement, on soit conduit pour étudier ces troubles à plonger, à s'intéresser à la face cachée de l'iceberg...

En bonne néophyte, je me suis adressée aux spécialistes de la question qui, dans les années 70, n'étaient pas aussi nombreux qu'aujourd'hui. Avec l'aide de ceux qui se sont révélés mes « maîtres », j'ai été conduite à élaborer puis expérimenter une batterie de tests destinés à déterminer les capacités de mémorisation. Plus approfondis, plus complets, ces « bilans mnésiques » ont été appréciés de mes pairs.

Mais mettre au point une méthodologie d'examen de la mémoire n'était pas suffisant. Car si j'étais parvenue à établir un bilan de mémoire de mes patients, j'étais bien incapable de répondre à la question qu'ils me posaient invariablement ensuite : « Vous me dites que j'ai tel et tel problème, mais qu'allez-vous faire maintenant pour me soigner ? »

Pas grand-chose, malheureusement. Certes, lorsque l'examen avait mis en évidence un facteur dépressif générateur des troubles de mémoire, nous pouvions discuter du problème avec le psychiatre de l'hôpital. Mais la plupart du temps, tel n'était pas le cas. Que pouvions-nous faire, alors ? Il n'existait – et il n'existe toujours – aucun médicament spécifique des troubles de mémoire (bien que les recherches actuelles en pharmacologie soient assez encourageantes). Fallait-il donc faire la sourde oreille, renvoyer ces patients à leur problème en leur répondant avec le maximum de tact possible... que nous ne pouvions rien pour eux ?

Cette préoccupation continuait de me poursuivre lorsque j'ai commencé à travailler dans un centre de rééducation fonctionnelle pour étudiants, à Saint-Hilaire-du-Touvet. Dans cet établissement étaient soignés et rééduqués de jeunes handicapés moteurs dont certains, victimes d'un accident de la route et d'un traumatisme crânien, étaient paraplégiques ou tétraplégiques. Les séances de rééducation qu'ils poursuivaient faisaient remarquablement travailler leur corps abîmé, mais on se préoccupait de leur réinsertion socioprofessionnelle qu'une fois leurs fonctions corporelles revalidées. Il pouvait ainsi s'écouler plusieurs mois ou plusieurs années au cours desquels leur cerveau ne bénéficiait d'aucune stratégie intellectuelle rééducative spécifique, mis à part les cours dispensés, lorsque c'était possible.

J'ai attiré l'attention des médecins et des enseignants sur la nécessité d'associer une rééducation intellectuelle à la rééducation motrice. Ils en étaient bien d'accord, mais comment s'occuper de la tête... puisqu'il n'existait aucun médicament pour cela ? C'est alors que j'ai décidé de mettre au point un programme de rééducation de la mémoire, comme cela se pratiquait déjà pour le langage. Mon objectif était triple :

– Activer le cerveau en maintenant ses cellules dans un état d'activité optimale.

– Appliquer des méthodes, des stratégies, qui pourraient être ensuite utilisées dans la vie quotidienne.

– Enfin, redonner des motivations, le désir de mobiliser ses facultés intellectuelles.

À cette même époque, L. Israël, une psychologue de ma promotion travaillant dans un service de gériatrie, m'a fait part de ses préoccupations : les personnes âgées dont elle s'occupait se plaignaient aussi de troubles de la mémoire, et tout comme moi, elle se trouvait démunie devant leur demande.

L'idée nous est alors venue d'adapter aux personnes âgées les méthodes conçues au départ pour les traumatisés crâniens.

À la fin des années 80, j'étais en mesure de mettre plusieurs programmes de stimulation à la disposition des organismes de recherche scientifique ou des organismes sociaux, soucieux de prévenir les pathologies cérébrales. C'est ainsi qu'est née une collaboration avec la Fondation nationale de gérontologie puis la Mutualité sociale agricole (MSA). Ce partenariat se concrétise actuellement dans quatre-vingt-cinq départements français par un programme d'activation cérébrale intitulé « PAC-EURÊKA ». La grande originalité et le succès de ce programme tiennent à son insertion dans un programme plus vaste : celui de l'action contre la dépendance. Et puis, peu à peu, en réponse à une demande croissante, ces méthodes se sont développées, adaptées aux enfants, aux adultes jeunes ou âgés, qu'ils aient le cerveau sain ou malade.

Aujourd'hui, c'est à l'hôpital Broca, dans le service de gérontologie clinique du docteur Françoise Forette, en liaison avec l'unité INSERM du professeur F. Boller, que j'exerce mon travail au sein d'une équipe pluridisciplinaire, compétente et dynamique. Ici, l'opportunité nous est donnée d'approfondir nos connaissances, d'ajuster notre pratique aux découvertes scientifiques les plus récentes et de soumettre nos techniques à une vérification statistique aussi rigoureuse que possible. Ce sont ces confrontations pluridisciplinaires qui améliorent notre compréhension du fonctionnement cérébral et, partant, nous permettent de mieux adapter nos programmes de stimulation.

Depuis longtemps, des participants aux « ateliers-mémoire », des collègues, des stagiaires, des professionnels de santé ou encore des personnes simplement concernées par leur mémoire me faisaient part de leur désir de trouver des informations claires et facilement accessibles sur ce sujet. Ils étaient aussi à la recherche d'éléments de réflexion sur la mémoire et de stratégies permettant de mieux l'exercer, voire de la développer. Ce sont ces demandes qui m'ont poussée à entreprendre la rédaction de ce livre.

Celui-ci se présente en deux parties :

La première, *Le cerveau et la mémoire*, est consacrée à une approche théorique du fonctionnement cérébral. Il me paraît indispensable que ces données, dont certaines sont assez ardues, je l'avoue, soient connues du lecteur. Je lui demande donc un petit effort d'attention... qui pourrait déjà constituer en lui-même une forme d'exercice ! Bien entendu, il peut très bien sauter certains passages trop techniques, encore que je me sois souciée de ne faire connaître que les aspects les plus essentiels de cet univers si complexe et si fascinant qu'est celui de notre système nerveux.

15

La seconde partie, beaucoup plus importante, propose le programme d'activation, composé d'exercices de à plusieurs niveaux de difficulté. Chaque exercice est accompagné d'un certain nombre de principes pédagogiques et d'applications dans la vie quotidienne.

Enfin, un petit glossaire fournit la définition des principaux termes techniques utilisés dans ce livre. J'y ai joint une brève liste des ouvrages qui pourront apporter à ceux qui le désirent d'utiles renseignements.

Tout a été mis en œuvre pour que se mêlent les exercices et la réflexion sur ces exercices, l'entraînement et un certain travail d'enrichissement, qui pourront se traduire par les premiers pas dans une passionnante aventure intérieure : celle de la découverte de soi-même.

À toutes les personnes qui m'ont encouragée dans ce travail, à l'équipe de l'hôpital Broca, de la FNG, de la Mutualité sociale agricole, ainsi qu'au professeur F. Boller qui en a assuré une relecture attentive, je tiens à exprimer ma reconnaissance et mon amitié.

PREMIÈRE PARTIE

LE CERVEAU
ET LA MÉMOIRE

1

HISTOIRE D'UNE EXPLORATION

Le musicien qui sait parfaitement comment fonctionne son instrument a toutes les chances d'en tirer de meilleurs sons et d'exprimer des émotions plus profondes que celui qui se contente d'en jouer, sans chercher plus avant. Le premier pourra devenir un virtuose tandis que le second restera sans doute un simple exécutant.

Il en est un peu de même pour notre cerveau. Si nous voulons l'utiliser au mieux de ses possibilités, nous devons bien le connaître. On agit mieux sur soi-même lorsqu'on a le privilège de comprendre les tenants et les aboutissants de ces processus complexes que sont nos comportements sensoriels, moteurs, intellectuels, psycho-affectifs, sociorelationnels... bref, tout ce qui compose notre vie quotidienne d'être humain.

Bien évidemment, il serait naïf et illusoire de prétendre tout connaître – nous verrons à quel point on est loin d'avoir percé tous les secrets du cerveau, bien que sa connaissance s'améliore progressivement. Mais ne pas chercher à savoir « comment il est fait » et « comment il marche » se traduira infailliblement par des erreurs et des échecs pour qui voudra véritablement améliorer sa mémoire.

Les disciplines qui interviennent dans l'étude du fonctionnement cérébral sont très nombreuses – citons la neuroanatomie, la neurophysiologie, la neurobiologie, la neuropsychologie, la bioénergétique, la bioinformatique, la biophysique... et j'en passe! On les désigne sous le terme général de *neurosciences*, c'est-à-dire sciences du système nerveux, ce dernier désignant l'ensemble formé par le cerveau, la moelle épinière et les nerfs.

Rien de ce qui concerne notre système nerveux – actes, pensées, sensations – ne peut se faire sans l'intervention du cerveau. C'est d'ailleurs son fonctionnement qui caractérise la vie biologique, à tel point que de nos jours, la définition de la mort clinique est non pas l'arrêt des battements cardiaques mais l'électroencéphalogramme « plat » signifiant l'absence de toute réaction cérébrale.

Grâce aux progrès accomplis par les neurosciences, il nous est possible de pénétrer dans ce monde fascinant qu'est l'univers cérébral.

Contrairement à ce qu'on pourrait imaginer, ces neurosciences sont pour la plupart assez récentes. Longtemps, le cerveau a appartenu à un monde ténébreux, voire inaccessible et même « tabou ».

Il faut savoir que c'est le cœur qui, le premier, fut considéré par les hommes comme le siège des sensations, des émotions et de la pensée. Certes, les savants et philosophes grecs Démocrite, Platon et Hippocrate avaient rendu au cerveau son véritable rôle, mais sous l'influence d'Aristote, et durant plusieurs siècles, de longues considérations sur l'âme et ses représentations allaient détourner les hommes de la connaissance des activités mentales. Ainsi, jusqu'au XVIIe siècle, le cœur continuera d'être considéré comme le siège des vertus. On en voit encore des traces dans le langage : tout le monde sait que le fameux vers de Corneille « Rodrigue as-tu du cœur? » signifie « As-tu du courage, de l'honneur? »

Ce n'est que lorsque l'Église toléra enfin que l'on dissèque les cadavres – et encore, tout d'abord ceux des malades mentaux et des criminels – que des découvertes importantes purent être accomplies. Pour ce qui est du cerveau, les méthodes de conservation et de fixation (en particulier l'introduction du formol) permirent d'étudier les circonvolutions, les ventricules et les cavités qui, à leur tour, furent considérés comme le siège des fonctions de l'âme. Ces approches, peu scientifiques en soi, n'en constituaient pas moins les premières tentatives pour localiser les fonctions cérébrales. Mais la science se heurtait toujours à une forte résistance de la part des autorités religieuses, car chercher à connaître la nature et le fonctionnement de cet organe, c'était selon elles violer le domaine de l'immatérialité et de l'immortalité de l'âme.

Peu à peu, cependant, surtout avec les travaux de La Mettrie au XVIIIe siècle, puis de Cabanis à l'aube du XIXe siècle, l'obscurantisme perdait du terrain. C'est l'anatomiste allemand Franz Josef Gall (1758-1828) qui fit prendre un tournant décisif à la recherche en inventant la *phrénologie*. Cette théorie assignait à des parties précises du cerveau (plus précisément du cortex) des activités intellectuelles et même morales particulières. Par exemple, telle zone était le siège de la connaissance de la musique, telle autre celle des mathématiques... La forme du crâne et la palpation lui permettaient d'établir une relation entre certaines proéminences et les facultés dominantes d'un individu. C'est de la phrénologie de Gall que nous vient l'expression « avoir la bosse des maths »...

· Bien évidemment, cette idée nouvelle, très intéressante, était, en revanche, fort discutable d'un point de vue scientifique, ne serait-ce que parce que aucune confirmation sérieuse ne pouvait lui être apportée.

C'est, beaucoup plus tard, l'intervention de la neurochirurgie qui a permis de réaliser de grands progrès dans ce domaine. Grâce à elle, on est parvenu soit à prélever certaines parties ou tissus du cerveau pour les examiner, soit à en soumettre d'autres à des stimulations au moyen de décharges électriques. Ainsi est-on parvenu à mieux localiser et délimiter les zones de fonctionnement spécifique et comprendre la manière dont elles intervenaient.

Dans la seconde moitié du XIXᵉ siècle, une corrélation a pu vraiment être établie entre les troubles présentés par des patients et l'état de certaines parties de leur cerveau. Ainsi, en 1861, Paul Broca, examinant *post mortem* le cerveau d'un patient aphasique (c'est-à-dire qui avait pratiquement perdu l'usage de la parole), découvrit une lésion dans la partie inférieure de son lobe frontal gauche. Il fit le lien : si cet homme ne pouvait pas s'exprimer, c'est parce que cette aire cérébrale était abîmée. Un peu plus tard, en 1874, Karl Wernicke découvrait une autre zone cérébrale, impliquée cette fois dans la compréhension du langage.

Au début de notre siècle, ces liens allaient être encore précisés, affinés, avec la cartographie de Brodman, qui assignait à chacune des aires cérébrales une fonction particulière. Cette cartographie sert encore de référence dans l'approche dite « localisationniste » des fonctions cérébrales. Mais nous verrons ultérieurement les limites et les dangers de cette répartition trop stricte.

2

VOYAGE À L'INTÉRIEUR D'UNE TÊTE

Au fil des siècles, notre vocabulaire s'est enrichi des expressions les plus imagées tournant autour de la représentation de la tête en tant que siège de l'intelligence. Beaucoup de ces expressions sont encore en usage, comme « avoir une idée derrière la tête », « se casser la tête », « calculer de tête », « avoir une tête de cochon », « perdre la tête », « tête d'affiche », « être à la tête de »... pour n'en citer que quelques-unes.

Ces multiples expressions nous en apprennent beaucoup sur notre patrimoine culturel, car chacune a été générée dans un contexte historique particulier et reflète un état des connaissances précis. On constate aussi que la tête signifie tantôt l'esprit, la raison, le caractère, la lucidité, tantôt le sommet de la hiérarchie, la direction. Dans ces multiples acceptions, le terme renvoie à la complexité de ce qu'il veut signifier, mais marque bien aussi nos incertitudes, notre ignorance de son contenu.

Ces propos issus de la sagesse populaire nous montrent enfin, à leur manière, que la tête d'un homme ne se borne pas à cette masse nerveuse logée dans la boîte crânienne qu'on appelle le cerveau. En effet, le mot « tête » désigne en même temps ce qui la façonne, ce qui en émane, et qu'on appellera aussi bien la pensée, l'intelligence que la personnalité.

La tête, c'est tout cela. Un monde fabuleux donc, dont on peut se demander si l'exploration viendra jamais à son terme.

LE CERVEAU EN TANT QU'ORGANE

Il a fallu plusieurs centaines de millions d'années d'évolution de notre espèce pour que ce cerveau que nous possédons en arrive à son état actuel. Les différents stades de cette évolution ont vu se constituer primitivement la partie centrale, puis le système limbique et enfin les hémisphères cérébraux (cf. figure 1, page 25).

Le cerveau humain ressemble – schématiquement – à une noix. Ses deux hémisphères, droit et gauche, sont reliés par des faisceaux de fibres nerveuses croisées qui forment le *corps calleux* (cf. figure 2, page 27). C'est parce que les principales fibres nerveuses se croisent à ce niveau que le côté droit de notre corps est contrôlé par l'hémisphère gauche et inversement. Cela se vérifie lorsque la partie droite du cerveau, par exemple, est lésée par un accident : des troubles apparaissent dans la partie gauche du corps – paralysie partielle, hémiplégie, etc.

Grâce au corps calleux, les informations qui parviennent à l'un des deux hémisphères sont transmises à l'autre. Les différentes zones de chacun des hémisphères étant également reliées entre elles, nous pouvons considérer le cerveau comme un système intégré, opérant à la manière d'un tout.

Les deux hémisphères cérébraux ne jouent cependant pas rigoureusement le même rôle. On considère que le gauche est plus impliqué dans les activités verbales, gestuelles, le raisonnement logique, tandis que le droit serait plus spécialisé dans la gestion de l'espace, la créativité, les activités artistiques, l'affectivité... Mais

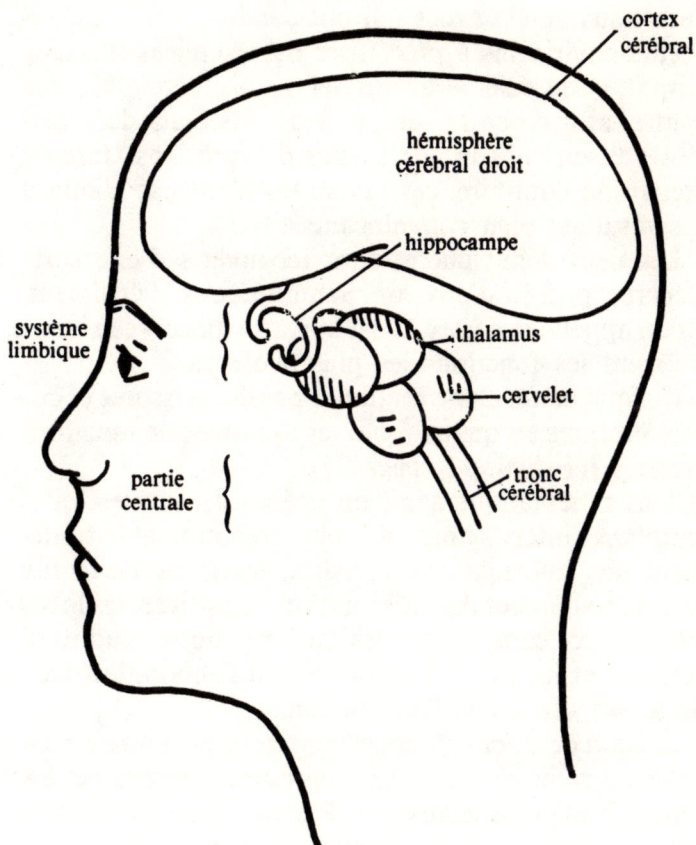

FIGURE 1

Hémisphère cérébral droit, système limbique
et partie centrale

n'en tirons pas pour autant de conclusions hâtives : il ne s'agit que de degrés dans ces spécialisations. De toute manière, les deux hémisphères sont en contact, nous l'avons dit, et donc, en constant échange. Gardons-nous de ces excès qui ont conduit certains chercheurs américains à préconiser des exercices spéciaux faisant « travailler » tel ou tel hémisphère plus que l'autre, afin d'obtenir de meilleurs résultats dans certaines disciplines intellectuelles ou sportives. Jusqu'à preuve du contraire, ces tentatives n'ont pas abouti à des résultats bien convaincants...

Les deux hémisphères sont recouverts d'une sorte d'écorce plissée d'environ 3 millimètres d'épaisseur, qu'on appelle le *cortex*. C'est la partie du cerveau où se trouvent les fonctions les plus évoluées.

Chaque hémisphère est divisé par des scissures et circonvolutions en quatre *lobes* responsables de fonctions précises (cf. figure 3, page 27).

Très schématiquement, on considère que les lobes *occipitaux* interviennent dans la perception et le traitement des informations visuelles, les lobes *pariétaux* dans le traitement des informations sensitives, les lobes *temporaux* concernent les informations auditivo-verbales et les lobes *frontaux* gèrent l'action, les décisions, les capacités d'abstraction.

Chacun des lobes comporte une zone primaire sensorielle ou motrice, elle-même entourée d'autres petites zones dites « associatives ». Celles-ci jouent un rôle prépondérant dans les fonctions supérieures.

On voit à cette brève description que chacun de nos comportements a des correspondants topographiques précis dans le cerveau. On sait par exemple que si une personne droitière est victime d'un accident vasculaire dans le lobe frontal gauche, cela pourra se traduire par une aphasie. Mais des troubles peuvent aussi apparaître sans qu'on ait pour autant détruit un centre

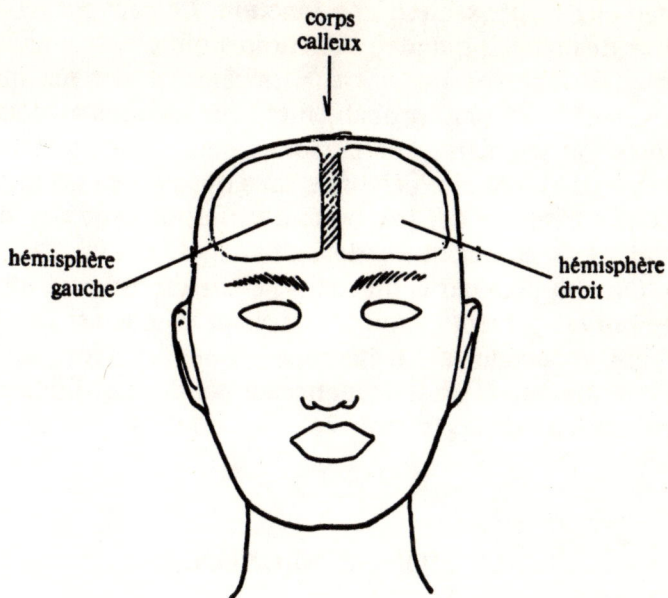

FIGURE 2

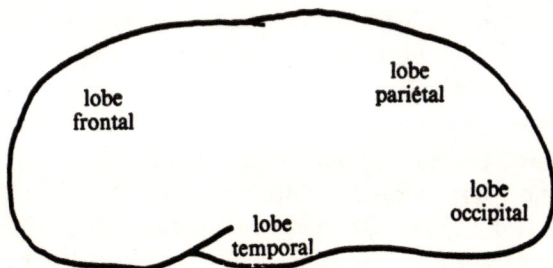

FIGURE 3

nerveux responsable d'une fonction. Ils peuvent alors être dus au fait que deux territoires ont été déconnectés, déconnexion portant sur les réseaux nerveux qui les lient mais aussi probablement sur les aires associatives. Inversement, une personne peut subir un dommage dans une aire cérébrale sans que cela se traduise pour autant par des troubles : il suffit que cette aire ne soit pas « stratégique » de par sa localisation.

On voit bien par là que dans l'étude du cerveau, tout ce qui est présenté comme simple et unique est forcément réducteur et, à terme, erroné. Et l'idée que l'homme puisse un jour mettre au point un ordinateur permettant de « penser » est, par bonheur, un doux rêve...

LE MONDE NEURONAL

L'ensemble de nos comportements (observer, marcher, parler, s'alimenter, conduire un véhicule, réfléchir...) dépend de nombreux processus d'intégration assurés par le système nerveux, constitué, nous l'avons dit, du cerveau, de la moelle épinière et des nerfs.

Le cerveau, comme tous les organismes vivants, est composé de cellules ou assemblages de molécules qui sont elles-mêmes des assemblages d'atomes. Ces cellules nerveuses, dont le nombre varie entre 10 et 100 milliards selon les méthodes de comptage utilisées par les divers auteurs, s'appellent des *neurones*.

Bien que différents par la forme et la dimension, ces neurones présentent des caractéristiques communes. Chacun d'eux est composé d'un corps cellulaire délimité par une membrane et contenant un *noyau* et un *cytoplasme* (cf. figure 4, page 30). Dans le noyau on trouve de l'ADN (acide désoxyribonucléique) qui contient l'information nécessaire à la fabrication du neurone.

À ce corps cellulaire s'attachent deux sortes de

prolongements : des courts, multiples et ramifiés, appelés *dendrites* et un prolongement unique, de longueur variable (de quelques dizaines de microns à plus d'un mètre), appelé *axone*, qui se termine lui aussi par des ramifications. Les dendrites et les corps cellulaires reçoivent les stimulations qui sont ensuite transmises le long des axones.

Il existe deux sortes de neurones :

– Les neurones *sensoriels* (ou afférents) qui transmettent les informations captées par les récepteurs sensoriels (peau, œil, etc., mais aussi tissus à l'intérieur du corps) en direction de la moelle épinière et du cerveau.

– Les neurones *moteurs* (ou efférents) qui assurent le trajet dans l'autre sens (transmissions du cerveau et de la moelle épinière vers les muscles, les tissus et les glandes).

Prenons un exemple, forcément très schématique : vous vous piquez le doigt avec une épingle. Un récepteur sensoriel de votre peau capte cette information, qui est « expédiée » (nous verrons plus loin comment) par les neurones sensoriels en direction de la moelle épinière et du cerveau. Dans une seconde phase, par l'entremise des neurones moteurs cette fois, le cerveau puis la moelle épinière envoient une information – vers vos muscles par exemple –, votre doigt se rétracte. Imaginons que pour une raison quelconque, par exemple une blessure à la suite d'un accident, une grande quantité de neurones aient été lésés sur ce trajet : vous aurez beau vous piquer avec cette aiguille, votre doigt ne se rétractera pas.

Les axones provenant de centaines ou de milliers de neurones se groupent en faisceaux et constituent alors les *nerfs*. Un même nerf peut comporter à la fois des axones de neurones sensoriels ou moteurs. Les neurones sont contenus dans une sorte de tissu dense, « la glu » ou *névroglie*, composé des cellules (gliales) qui leur apportent des éléments nutritifs nécessaires à leur activité et leur survie.

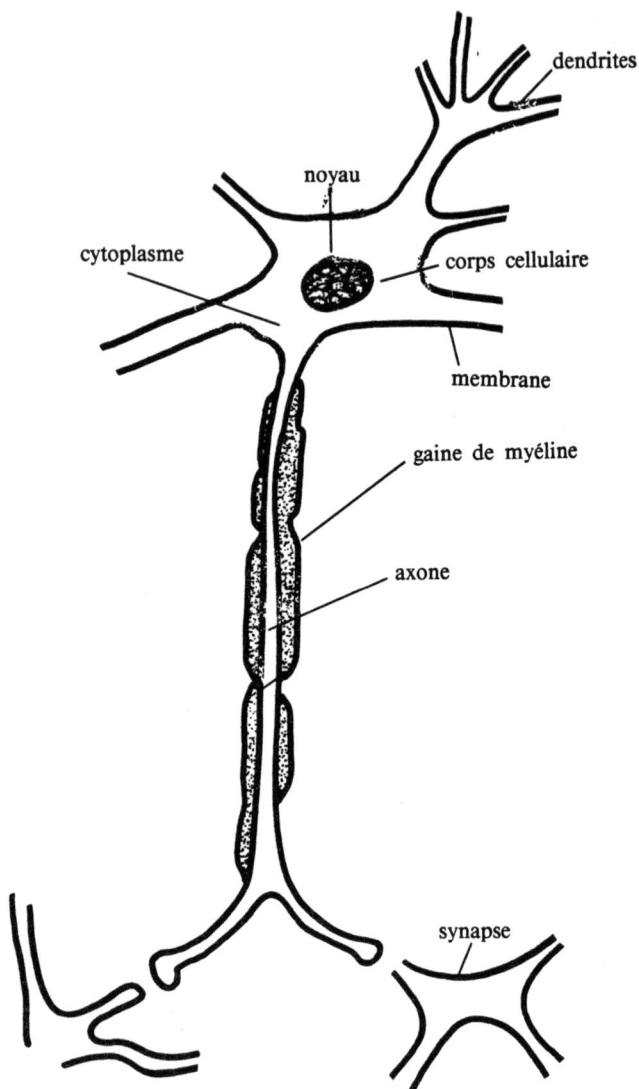

dendrites

noyau

cytoplasme

corps cellulaire

membrane

gaine de myéline

axone

synapse

FIGURE 4

Les milliards de neurones que nous possédons sont enchevêtrés, interconnectés. Chacun d'eux peut être connecté à des milliers d'autres! Il peut se produire alors des milliards d'interactions, d'où les notions de réseaux de neurones et de « réseaux de réseaux de neurones » (Godaux) assurant les connexions des différentes zones cérébrales.

La zone de contact et de transmission d'un neurone à l'autre s'appelle la *synapse* (cf. figure 4, page 30). Dans cette zone, s'opère la transmission de l'influx nerveux – autrement dit de l'information – entre neurones, par un phénomène faisant appel à la fois à la physique et à la chimie. Chaque neurone est recouvert d'une membrane qui, quand elle est soumise à l'impulsion électrique de l'influx nerveux, modifie sa tension – on dit qu'elle se « polarise » – et transmet cet influx. Lorsque celui-ci parvient dans les ramifications de l'axone, il provoque la libération par les *vésicules présynaptiques* d'une substance chimique qui va aider le passage au neurone suivant, et ainsi de suite. Cette substance chimique jouant le rôle de messager s'appelle un *neurotransmetteur*.

Certains neurotransmetteurs ont une action excitatrice, d'autres inhibitrice. Les chercheurs ont identifié à ce jour une quarantaine de neurotransmetteurs, mais beaucoup restent encore à découvrir. L'un des plus connus est l'*acétylcholine* (Ach). Il est impliqué dans les processus de mémorisation (mais ce n'est pas le seul) et très répandu dans une structure sous-corticale, l'*hippocampe* (cf. figure 1, page 25) dont on connaît l'importance dans l'acquisition d'informations nouvelles. L'hippocampe est particulièrement vulnérable à certaines affections cérébrales, dont la maladie d'Alzheimer. Des travaux ont démontré que plus les neurones qui produisent de l'Ach dans cette région étaient atteints de dégénérescence, plus graves étaient les troubles des patients.

La circulation des neurotransmetteurs est organisée et contrôlée par le cerveau, qui en est le grand régulateur : Il fait intervenir des enzymes qui transforment la composition du neuromédiateur ou encore, programme le captage, le stockage de ces neuromédiateurs dans les vésicules présynaptiques qui, nous l'avons vu, sont les stockeurs des neuromédiateurs.

Mais il peut arriver que le cerveau, à la suite de diverses atteintes, ne puisse jouer convenablement ce rôle de régulateur, ce qui peut entraîner un certain nombre de troubles. Prenons le cas de la *Dopamine*, un neurotransmetteur bien connu, qui peut à la fois faciliter les mouvements volontaires et contrôler certaines activités intellectuelles et émotionnelles. L'insuffisance de ce neurotransmetteur est liée à la destruction d'une structure dite « substance noire », à l'origine de la maladie de Parkinson. Au contraire, son hypersécrétion se traduit par des symptômes psychotiques tels que ceux observés dans la schizophrénie. Dans la maladie d'Alzheimer, ce sont plusieurs neurotransmetteurs qui sont défaillants, la défaillance la plus marquée et la plus constante concernant l'*acétylcholine*.

LE FONCTIONNEMENT CÉRÉBRAL

Ainsi donc, les progrès de la science nous ont permis de savoir comment est structuré un cerveau et de quoi il se compose. Physiologistes et biologistes ont découvert la diversité des neurones (diversité inhérente à leurs fonctions), ils ont également défini le mécanisme électrochimique de l'influx nerveux et de sa transmission synaptique et étudié certains neuromédiateurs intervenant dans l'activité nerveuse. Bien entendu, leurs travaux continuent et, au fil des ans, ils nous apporteront de nouvelles et précieuses indications.

Car bien des choses restent inconnues. Les chercheurs

s'interrogent encore sur la subtilité des processus qui président à certaines aptitudes complexes spécifiquement humaines. Comment le cerveau effectue-t-il les différentes opérations mentales à l'origine de la perception, du langage, de la mémoire, de l'intelligence? Il n'y a pas encore de réponses claires à ces questions pourtant fondamentales.

Bien entendu, les techniques récentes d'imagerie cérébrale, qui datent de cette seconde moitié de notre siècle, apportent progressivement quelques lumières, tant sur le fonctionnement cérébral normal que sur sa pathologie. Des procédés divers permettent de visualiser, *in vivo*, l'activité nerveuse, de suivre en direct les différentes étapes du cheminement et du traitement des informations.

Ces techniques ont bénéficié des progrès des recherches menées en mathématiques et en informatique, en particulier dans le domaine de l'intelligence artificielle. Mais contrairement à ce que pensent certains, notre fonctionnement cérébral n'est pas identique à celui d'un ordinateur. Alors que cette machine peut effectuer un grand nombre d'opérations en un temps record, le cerveau, s'il est extrêmement rapide, va tout de même plus lentement. La communication interneuronale se propage, nous l'avons vu, grâce à des impulsions électriques ou *potentiels d'action*. Mais ces impulsions se produisent selon une fréquence qui dépasse assez rarement une centaine de potentiels d'action par seconde, tandis que la machinerie électronique d'un ordinateur peut donner des changements d'états au rythme de plusieurs milliers par seconde!

En revanche, dans le cerveau humain, la combinaison d'opérations qui se produisent simultanément est prodigieuse. Le nombre d'opérations correspondant au traitement simultané des informations intervenant dans nos comportements est incalculable. Les ordinateurs les plus sophistiqués n'ont pas cette capacité de traitement. C'est pour cette raison notamment que, dès le début des années 80, la recherche en informatique s'est donné pour objet de concevoir des ordinateurs à partir de ce que l'on savait du fonctionnement neuronal en réseaux. A présent, neurophysiologie, informatique et mathématiques sont des disciplines qui se comprennent et collaborent.

Lorsque nous percevons des informations visuelles, auditives ou autres, nous déclenchons l'association d'un grand nombre de données préalablement mémorisées. C'est la prise en compte de toutes ces associations qui donne un sens à l'objet de notre perception : nous ne pouvons identifier que ce qui est préalablement connu.

Prenons un exemple : lorsque nous regardons une fleur dans un jardin public, nous mobilisons simultanément un ensemble de populations neuronales, dans les aires cérébrales visuelles des lobes occipitaux, responsables chacune du traitement d'un type de caractéristiques comme la couleur de la fleur, sa forme, son orientation dans l'espace, son relief, sa place dans le massif, sa distance de nous, etc. C'est l'intégration de toutes ces informations concernant les caractéristiques physiques de la fleur en question et l'activation de la zone cérébrale responsable du traitement sémantique (sur le lobe frontal gauche) qui nous donne une image composite sur laquelle nous apposons le mot « rose » par exemple et une signification : ceci est une fleur.

L'exemple de la fleur décrit un ensemble d'opérations mentales déclenchées à partir d'informations externes. Il semblerait que des processus similaires se produisent lorsque le cerveau effectue des opérations à partir d'informations internes. Dans le premier cas, il s'agit de perception, dans le second, de pensée.

Les souvenirs et représentations mentales constituant cette pensée sont stockés sous une forme chimique dans les différentes zones-mémoire du cerveau. Ils n'existent qu'à l'état virtuel. Lorsque nous pensons, nous activons telles ou telles zones-mémoire, correspondant à tels ou tels types de pensée (nous aurons l'occasion de revenir sur ce point dans le chapitre consacré à la mémoire). Ainsi, plus cette fleur va susciter d'informations ou de représentations mentales complexes, plus nombreuses seront les aires impliquées, plus importante sera l'activation cérébrale.

Le cerveau se présente donc comme un ensemble de modules fonctionnant en parallèle et ayant chacun un rôle spécialisé dans le traitement des informations. Mais ce parallélisme n'est pas strict, il comporte également des phases de connexion. Le cortex frontal est responsable de l'organisation de toutes ces associations.

La perception d'un objet implique au préalable la construction d'une image tridimensionnelle (longueur, largeur et profondeur). L'objet est reconnu dans les zones-mémoire, qui vont le transférer aux lobes frontaux, lesquels vont lui donner une signification. Mémoire et sémantique sont indissociablement liées : en même temps que notre cerveau reconnaît une *chose* en puisant dans un stock, il la qualifie, par les mots « fleur » et « rose » par exemple. Il nomme ce qu'il a reconnu.

Grâce aux techniques modernes d'imagerie cérébrale, nous savons maintenant que les lobes frontaux jouent un rôle important dans toutes les opérations mentales de haut niveau. La taille des lobes frontaux augmente avec l'évolution des espèces animales. C'est chez l'homme qu'ils sont les plus développés, ce qui explique leur capacité à produire les activités intellectuelles les plus complexes et qui lui sont spécifiques (langage, intelligence, réflexion...).

DESSINE-MOI UNE PENSÉE...

Peut-on visualiser l'activité de notre cerveau et donc, d'une certaine façon, nous « voir penser » – sinon en qualité, du moins en quantité ?

Certaines techniques d'imagerie, utilisant les champs magnétiques du cerveau, inclinent à répondre par l'affirmative. Ainsi, l'imagerie par résonance magnétique nucléaire (RMN) ou encore la tomograhie par émission de positons permettent de visualiser respectivement les structures et différents niveaux d'activité neuronale. C'est ainsi qu'on a pu, par exemple, découvrir que les lobes frontaux étaient impliqués dans les opérations mentales de haut niveau.

Ces différentes techniques d'imagerie, d'application relativement récente, ont aussi l'avantage de nous apporter des éléments d'information particulièrement instructifs dans le diagnostic de certaines pathologies cérébrales, par comparaison avec le fonctionnement du cerveau sain.

Pour autant, l'image ne révèle pas tout ! Si elle peut nous aider dans notre tentative de compréhension du fonctionnement cérébral, c'est la psychologie qui prend le relais pour expliquer d'autres aspects tout aussi instructifs de nos comportements, en particulier l'influence des facteurs psycho-socio-affectifs.

3

ACTIVITÉ NEURONALE ET MILIEU

Vu de l'extérieur, rien ne ressemble plus à un cerveau humain qu'un autre cerveau humain. Une observation plus poussée montre que les activités du possesseur de cet organe interviennent sur son développement. Ainsi, pour reprendre l'exemple de notre musicien, les chercheurs ont remarqué que les aires cérébrales intervenant dans la pratique de son art sont plus développées que chez les non-musiciens.

Mais en même temps se pose la question : cet homme est-il né ainsi (et cela ferait partie de ce qu'on appelle son *inné*) ou bien s'agit-il d'une modification qui serait apparue par l'entremise de sa pratique de musicien, et qui ferait alors partie de son *acquis*? C'est là un vieux débat...

Au XVIIe siècle, un philosophe anglais, John Locke, affirmait que le milieu et la culture jouaient un rôle fondamental dans le développement et l'acquisition de toutes nos connaissances. Il comparait le cerveau à une « table rase » sur laquelle s'inscrivaient toutes les expériences de l'enfant et rejetait ainsi toute notion de connaissance innée. En 1859, Charles Darwin avançait, lui, la théorie de l'évolution qui, contrairement à celle de Locke, privilégiait l'hérédité comme base biologique de nos comportements. Avec lui, on peut dire que la table n'était plus rase mais que, dès la naissance, le couvert était mis...

Au xxe siècle est apparu le *béhaviorisme*, qui de nouveau privilégiait le milieu, c'est-à-dire à la fois l'environnement socioculturel, familial, éducatif, l'alimentation pré et post-natale, l'équilibre affectif des parents, la qualité de leurs relations, etc. Cette théorie impliquait la malléabilité de l'être humain, sa capacité à se laisser façonner par le milieu.

La psychologie contemporaine a dépassé ce conflit vieux de plusieurs siècles en admettant que nature et culture jouent toutes deux un rôle fondamental dans le développement de l'intelligence et de la personnalité. Il semble donc que l'inné et l'acquis interviennent – et interfèrent – à la fois. Le problème est de répartir le rôle de chacun.

On s'interroge par exemple sur la façon dont l'hérédité, contenue dans les gènes, détermine le potentiel d'un individu et sur l'impact de l'environnement sur ce potentiel. Notre patrimoine génétique définit les limites de notre potentiel cérébral, mais il semble raisonnable de considérer que le milieu intervient dans le devenir de ce potentiel. Par exemple, aucun enfant n'apprend à lire ou à écrire seul, bien qu'il ait dans son cerveau tout l'équipement neuronal nécessaire à cela. Et puis, le petit Japonais apprendra le japonais, le petit Malgache le malgache, et tous deux ne seront pas compris du petit Français.

De même MM. Dupont et Durand partagent de nombreux points communs, perçoivent globalement de la même façon un massif de fleurs dans un jardin public, mais leur histoire personnelle, leurs expériences peuvent expliquer que la vue d'une rose dans ce jardin puisse déclencher chez chacun d'eux des sentiments, des souvenirs très différents. Nombreux sont les exemples qui montrent que la même situation vécue par divers individus ne donne pas lieu au même récit.

C'est donc que les facteurs personnels, le milieu social, l'éducation de chacun interfèrent avec le patrimoine génétique. Ces interactions vont intervenir soit pour faciliter, soit pour freiner l'acquisition et le développement de telle ou telle fonction cérébrale, de telle ou telle aptitude artistique, de telle ou telle capacité professionnelle. Ces interactions vont donc déterminer notre type d'intelligence, façonner notre caractère, notre personnalité.

NOTRE LANGAGE

Prenons l'exemple de l'expression parlée. L'enfant, quelle que soit sa langue, apprend de la même façon – il émet d'abord des sons (le babillage), ensuite de petits mots, puis de petites phrases simples, devenant de plus en plus élaborées. Il y a une maturation progressive des centres nerveux qui organisent cet apprentissage, lequel est lié à une sorte d'enchaînement inné, programmé.

On retrouve cette même maturation neurophysiologique et ce même programme d'acquisitions dans la perception et l'organisation des objets dans l'espace, ce qui explique que tous les enfants commencent par dessiner des ronds, puis des carrés, puis des losanges et, entre huit et douze ans seulement, des cubes.

Mais par ailleurs l'exemple des enfants-loups ou d'enfants élevés dans des conditions inhumaines (enfermés dans des placards, coupés jusqu'à l'adolescence de toute stimulation visuelle, sonore, etc.) montre qu'après un certain âge (douze, treize ans) l'acquisition du langage, en particulier la maîtrise de la syntaxe, devient impossible ou du moins très limitée. L'enfant, sorti du placard, pourra toutefois exprimer quelques mots. Cet exemple illustre la notion de *période critique*, au-delà de laquelle l'expression de la fonction est compromise et inversement, la notion de *période optimale d'acquisition*. Exemple de cette période optimale : nous savons tous que les enfants apprennent rapidement une langue étrangère et surtout peuvent la parler sans accent, tout ceci beaucoup plus facilement que les adultes.

La notion de période critique n'est valable que pour certains types d'apprentissage, tel celui de la marche (si on lie les pieds d'un enfant jusqu'à l'âge de dix ans, il ne saura pas marcher ensuite) ou tout autre comportement nécessitant des stimulations de l'environnement. En revanche, d'autres apprentissages peuvent s'acquérir indépendamment de la période critique : pour manipuler un ordinateur, il est inutile de l'avoir appris dans l'enfance ou l'adolescence, on peut s'y mettre à tout âge.

Tout ceci amène à souligner l'importance des stimulations aux périodes propices de développement, mais aussi l'importance de l'inné – tous les enfants élevés normalement apprennent à parler dans les cinq premières années de leur développement tandis que les chats ou les chiens avec qui ils sont élevés n'acquerront jamais la parole. Naturellement les animaux peuvent communiquer, comprendre certaines informations ou se faire comprendre, utiliser même un vocabulaire, mais leur mode de communication apparaît très rudimentaire face à la sophistication du langage humain, due aux innombrables combinaisons de mots. À partir d'un petit nombre de *phonèmes* (élément sonore du langage articulé) l'être humain peut former des milliers de mots et ensuite les combiner pour constituer un nombre incalculable de phrases. Certes, de nombreux chercheurs ont pu apprendre quelques mots à des chimpanzés, mais ils se sont aperçus que leurs élèves ne pouvaient accéder à la compréhension symbolique de ces mots et qu'ils les utilisaient plutôt comme de simples outils (des « Sésame ouvre-toi ») leur permettant de satisfaire certains désirs simples, de la même manière qu'ils utilisent des objets ou des gestes pour les mêmes fins. Cependant, des travaux plus récents attesteraient l'existence de capacités du chimpanzé à inventer une « proto-grammaire » ou grammaire rudimentaire à partir de la connaissance de 200 symboles géométriques. Une étude similaire rapporte l'acquisition par un gorille nommé Koko d'un vocabulaire d'environ 600 signes.

Devant ces résultats, on se pose quelques questions : le langage est-il véritablement l'apanage de l'homme ou bien le singe possède-t-il les bases nerveuses nécessaires à cet apprentissage? Si oui, pourquoi la fonction langage ne s'exprime-t-elle pas naturellement chez lui, dans une communication avec le monde extérieur? À ce jour, les chercheurs n'ont pas encore fourni de réponse définitive.

En ce qui concerne l'homme, on constate bien, à travers son langage, la manifestation des interactions entre le patrimoine génétique et les stimulations de l'environnement : ce langage est à la fois illimité de par ses potentialités et indéniablement limité par un programme génétique.

À l'heure actuelle, il y a unanimité chez les chercheurs pour considérer que de toutes les fonctions cérébrales, le langage est une des plus énigmatiques du point de vue de son support neural.

Ce que l'on peut dire, c'est que la privation d'expériences dans les périodes de l'enfance et de la pré-adolescence – périodes propices aux apprentissages – peut avoir des conséquences néfastes non seulement du point de vue du langage mais également du développement de l'intelligence.

NOS CAPACITÉS INTELLECTUELLES

Comme pour le langage, celles-ci sont contenues pour une part dans nos gènes. De nombreuses études ont cherché à déterminer les parts respectives du milieu et des facteurs héréditaires dans l'intelligence. Certaines de ces études ont consisté à établir des corrélations entre les capacités intellectuelles d'individus ayant les mêmes liens de parenté. Elles démontrent que plus la parenté génétique est importante entre deux individus, plus leurs capacités intellectuelles sont proches, les vrais jumeaux (provenant du même œuf et donc de même hérédité) étant bien entendu les champions dans ce domaine. Les corrélations sont moins évidentes chez les faux jumeaux et encore moins entre parents et enfants naturels.

Toutefois, bon nombre de scientifiques invitent à relativiser les conclusions de telles études. Ils insistent sur l'importance des variations d'appréciation concernant l'estimation du facteur héréditaire d'une étude à l'autre, ce qui introduit des paramètres incontrôlables ou difficilement mesurables faussant les conclusions. Par ailleurs, comment affirmer que le milieu où sont élevés ensemble des jumeaux (vrais ou faux) soit rigoureusement le même? Il est possible également que les parents et l'entourage en général adoptent plus facilement le même comportement à l'égard de vrais jumeaux qu'à l'égard de faux ou de frères et sœurs. On peut donc dire que si l'intelligence comporte des facteurs héréditaires, l'influence de ces derniers par rapport à ceux du milieu demeure difficile à apprécier.

D'autres études, essentiellement américaines, ont comparé des populations blanches et noires. Comme précédemment, des différences ont été mises en évidence, mais la controverse persiste sur l'interprétation de ces différences. La difficulté réside dans l'incapacité actuelle de contrôler et d'évaluer de façon rigoureuse et fiable les conséquences des différences de culture, d'éducation, d'environnement entre ces populations.

Bien sûr, on a été tenté de se livrer à un certain nombre d'expériences, pour prouver que les facultés intellectuelles ne devaient rien, ou presque, au milieu, mais qu'elles étaient innées et définitivement inscrites dans nos gènes. Aucune de ces expériences n'a été concluante, pour la simple raison qu'elles étaient menées sans aucune rigueur scientifique. Prenons le cas de celle qui a consisté à féconder certaines mères avec le sperme congelé d'hommes considérés comme « supérieurs » (par exemple des prix Nobel). Les enfants nés de cette fécondation, au lieu d'être répartis dans les milieux les plus divers, y compris les plus socialement défavorisés, ont au contraire bénéficié de la part de leurs parents légaux de formations intellectuelles très poussées, si bien que l'environnement social a joué forcément un rôle déterminant – autrement dit, l'expérience a été faussée dès le départ. Autre raison de la non-fiabilité de cette recherche : il aurait été indispensable d'étudier en même temps un groupe d'enfants non spécialement fécondés et élevés dans un milieu similaire, mieux encore dans celui des enfants fécondés, pour ensuite comparer les résultats des deux groupes. Faute de référence à ce groupe, l'expérience était là encore faussée.

En tout état de cause, ces manipulations d'enfants, menées dans le but avoué ou non de créer une « espèce humaine supérieure », sont moralement inacceptables et donc à juste titre interdites en France par le comité d'éthique.

Il semble actuellement raisonnable de considérer que les enfants « normaux », quels que soient leur ethnie ou leur pays, arrivent au monde avec un patrimoine génétique à peu près équivalent, qui détermine les limites supérieures et inférieures de leurs facultés intellectuelles. Ces enfants bénéficieront ensuite d'un environnement soit normal, soit appauvri ou enrichi, ce qui jouera un rôle déterminant dans leurs différences.

Certains chercheurs considèrent que, tout comme le langage et l'intelligence, notre tempérament est également inscrit dans nos gènes. Mais là encore, les relations psychoaffectives satisfaisantes de l'enfant puis de l'adolescent avec son entourage sont indispensables à la construction de son identité personnelle, donc de sa personnalité. C'est en adoptant généralement inconsciemment les traits de caractère d'une autre personne que sa personnalité se construit, que se forge son équilibre affectif nécessaire à une vie sociale bien adaptée et une vie sexuelle satisfaisante. Toutefois, le développement de la personne ne s'arrête pas avec sa maturité physique : les interactions entre l'inné et l'acquis se poursuivent tout au long de son existence, façonnant son intelligence et sa personnalité.

4

LA MÉMOIRE

La mémoire est présente dans toutes les étapes de notre vie biologique et psychique : des actes moteurs – volontaires ou non – les plus élémentaires aux activités intellectuelles les plus sophistiquées. Tous nos comportements ont fait l'objet d'un apprentissage ou ont nécessité la persistance de traces biologiques.

Les concepts de conscience, d'intégration du passé au présent, de moi ou d'identité personnelle, de même que nos capacités d'adaptation aux variations de notre environnement et d'action sur celui-ci, seraient incompréhensibles sans référence à la mémoire. Celui qui a perdu ses repères spatio-temporels perd aussi son identité.

Nous possédons trois formes de mémoire :

– *La mémoire génétique* ou mémoire des informations contenues dans nos gènes, reçues avant la naissance : il s'agit de notre patrimoine héréditaire.

– *La mémoire culturelle* qui constitue nos mœurs et nos coutumes, ce que nous appelons la civilisation. Elle concerne l'ensemble des connaissances acquises par les hommes.

– *La mémoire transactionnelle* ou mémoire des informations acquises au cours de notre existence individuelle. C'est de cette forme de mémoire qu'il s'agit généralement quand on parle de la mémoire. C'est cette mémoire qui nous intéresse dans cet ouvrage et sur laquelle nous pouvons agir.

Dans le langage courant, la mémoire désigne la faculté de se souvenir. Il s'agit là d'une définition très simple, simpliste même, car la réalité est beaucoup plus complexe. Disons pour utiliser une image que la mémoire est un iceberg dont la partie visible correspond au souvenir et la partie cachée, beaucoup plus importante, à toutes les opérations conscientes et inconscientes nécessaires à l'élaboration de ce souvenir – sa « machinerie » en quelque sorte.

Le fait de se souvenir implique non seulement un contenu, c'est-à-dire une information (on se souvient de quelque chose ou de quelqu'un), mais aussi un ensemble d'opérations mentales : on ne peut se souvenir que de ce qu'on a préalablement enregistré et que le cerveau a consolidé pour pouvoir le conserver et l'utiliser ultérieurement.

Pour prendre un exemple simple, nous dirons qu'avoir la mémoire d'un poème implique :

– D'avoir enregistré ce poème, c'est-à-dire de l'avoir découvert une première fois en le lisant ou en l'écoutant.

– De l'avoir *consolidé*, c'est-à-dire de l'avoir compris et répété plusieurs fois (on verra plus tard que la répétition n'est pas le seul mécanisme de la consolidation).

– De se rappeler ce poème, c'est-à-dire d'être capable de le réciter, de le reconnaître si quelqu'un l'évoque par exemple ou si on le relit dans un livre, de se le représenter mentalement (comme par la pensée on se représente une fleur dans un jardin public).

En décomposant ce que nous appelons un souvenir, nous dirons donc que la mémoire définit la fonction qui permet :

– D'enregistrer des informations (cette opération porte aussi le nom d'*encodage*, ou *phase d'acquisition*).

– De les consolider pour pouvoir les conserver (cela s'appelle aussi le *stockage*).

– De les restituer (ou *récupération*).

Ces trois opérations (enregistrement, consolidation, restitution) constituent schématiquement trois modes très liés du traitement des informations. Parler de traitement des informations revient, dès lors, à parler des différentes opérations effectuées par le cerveau. Nous constatons donc que le traitement des informations n'implique pas que la fonction mémoire. D'autres fonctions s'associent à la mémoire pour traiter les informations. Ces fonctions sont dites *cognitives*. Ce terme « cognitif » est facile à retenir si l'on pense à « incognito » : on dit d'une star, qui voyage sans se faire remarquer, qu'elle voyage « incognito », c'est-à-dire en inconnue. « Cognitif » signifie le contraire, c'est-à-dire ce qui a trait à la cognition, c'est-à-dire la faculté d'acquérir des connaissances.

Ce sont les fonctions cognitives qui, à partir de types d'informations différents, assurent tous nos apprentissages : celui d'un appareil ménager, d'un ordinateur, d'une langue étrangère, ou encore de la conduite d'un véhicule... Les principales fonctions cognitives sont :
– l'attention-concentration
– la perception
– le langage
– la mémoire
– l'intelligence.

Toutes les informations qui interviennent dans notre vie peuvent faire l'objet d'un apprentissage et, par conséquent, d'une mémorisation. Nous avons donc autant de « mémoires » que d'informations à mémoriser. C'est la raison pour laquelle, dans le langage courant, on parle de mémoire visuelle, mémoire des visages, mémoire des numéros de téléphone, des noms propres, des lieux, des faits récents, des faits anciens, etc.

Ces remarques nous conduisent à envisager les relations de la mémoire avec les organes sensoriels, les autres fonctions cognitives, mais aussi avec le temps qui passe, les émotions, l'âge, etc. Il est donc facile de comprendre que la mémoire n'est une fonction ni unitaire ni isolée : les systèmes *mnésiques* (c'est-à-dire propres à la mémoire, au souvenir) interagissent donc en permanence avec les systèmes attentionnels, perceptifs, verbaux, imaginatifs, intellectuels et affectifs.

LES DIFFÉRENTES MÉMOIRES

L'attention est la condition première de la mémorisation. Dans le langage courant, « faire attention » signifie focaliser son énergie cérébrale disponible sur un sujet donné. Un optimum de ténacité de l'attention est indispensable à la consolidation d'un souvenir. Attention et motivation vont généralement de pair : nous faisons attention à ce qui nous intéresse. Il existe une forte corrélation entre le degré de motivation pour une tâche qui soutient l'attention et l'intensité de l'activité cérébrale. La motivation facilite donc l'enregistrement et la fixation des informations. Si ce que vous lisez à un moment donné vous intéresse, vous resterez concentré(e), c'est-à-dire capable de faire abstraction du bruit qui provient d'une pièce voisine ou du ronflement d'un appareil ménager proche et plus généralement de toute autre interférence susceptible de perturber votre lecture.

Cependant, une attention non plus soutenue mais « tendue » peut se révéler négative. De même, une motivation excessive suscite un effet d'excitation que l'organisme ne peut plus contrôler et qui se traduit par une désorganisation de l'activité. Ce type de phénomène se produit dans les états émotionnels intenses, de plaisir ou de déplaisir, de passion, de violence ou de chocs affectifs. À la limite, l'excitation peut aboutir à un état d'inhibition, c'est-à-dire à un blocage de l'activité psychologique. Dans certains états de stress important, il nous arrive d'avoir des « trous de mémoire » qui ne sont rien d'autre que ces états d'inhibition...

Nous recevons du monde extérieur un ensemble d'informations captées par les récepteurs de nos cinq organes des sens. Aussi peut-on parler de mémoires visuelle, auditive, olfactive, gustative et tactile.

Nous avons vu au cours des chapitres précédents que les informations sensorielles sont traitées par les neurones sensitifs (ou afférents) qui partent des récepteurs sensoriels en direction de la moelle épinière jusqu'au cerveau qui, à son tour, active les neurones moteurs (ou efférents), lesquels partent du cerveau vers la moelle et ensuite vers les muscles, glandes ou organes effecteurs.

Les informations sensorielles (c'est-à-dire captées par les organes des sens) sont rarement « pures ». Par exemple les informations visuelles sont rarement exclusivement visuelles. Disons qu'on ne se contente pas de voir : on sent, on entend, en même temps. Ces informations sont généralement combinées.

Nous avons également vu précédemment que mémoire et sémantique étaient indissociables : nous attribuons une signification à ce que nous percevons. La mémoire *sémantique* désigne le souvenir des événements culturels et des concepts. C'est la fonction-langage qui permet à la pensée de s'exprimer et de communiquer par la parole ou l'écriture ou de façon générale par tout système de signes ou de symboles. La mémoire *verbale* désigne donc les relations des fonctions mémoire et langage.

L'intelligence intervient également. Nous employons alors les termes de mémoire *logique* ou *associative* pour désigner l'aptitude à mémoriser des rapports, à établir des relations, à élaborer des associations. Le rôle de l'intelligence est de structurer, d'organiser les informations.

Nous parlons de mémoire *visuo-spatiale* pour désigner les liens de la mémoire avec une autre capacité de l'intelligence : l'aptitude à organiser et à se représenter mentalement l'espace. Mentionnons rapidement la mémoire *épisodique* ou *déclarative*, explicite, correspondant à l'évocation des faits ou événements vécus, la mémoire *procédurale* correspondant au savoir-faire, la mémoire *prospective* ou mémoire de ce qu'on prévoit de faire, enfin la mémoire *rétrospective* ou mémoire de ce qu'on a fait.

Dans un ordre d'idées différent, on appelle mémoire des faits récents celle des événements qui se sont écoulés dans les secondes, minutes, heures, jours, mois, années proches, tandis que la mémoire des faits anciens concerne les événements vécus dans l'enfance, l'adolescence et les premières années de l'âge adulte.

La mémoire des faits récents est la plus fragile, la plus vulnérable au vieillissement normal et aux pathologies. Il n'existe pas de frontière rectiligne entre la mémoire des faits récents et celle des faits anciens : la mémoire de tout individu s'inscrit dans le temps de façon continue. Mais la mémoire n'est pas figée, il s'agit d'un ensemble de systèmes dynamiques en perpétuelle construction et reconstruction. Nous récupérons nos souvenirs, tantôt de façon fidèle, tantôt de façon déformée. Les interactions sont donc plus ou moins constantes entre des états antérieurement vécus et nos états actuels.

En ce qui concerne les relations de la mémoire avec le temps et l'espace, les chercheurs établissent une distinction entre la mémoire immédiate, la mémoire à court terme et la mémoire à long terme, encore qu'à l'heure actuelle, il n'existe pas de définition très précise et très satisfaisante de ces différents types de mémoire.

En règle générale, plus les informations sont complexes, plus elles mobilisent de populations neuronales, c'est-à-dire plus le cerveau va activer des zones, structures ou systèmes différents correspondant à la finalité du traitement de ces informations. Plus nos comportements sont élaborés, plus nombreux sont les territoires cérébraux activés, plus dense est l'activation cérébrale.

Le cerveau ne peut cependant pas traiter TOUTES les informations sensorielles qui lui parviennent du monde extérieur. Il opère une sorte de « filtrage sensoriel » qui définit ce qu'on appelle l'*empan*. L'empan désigne la capacité maximale d'informations qu'on peut garder simultanément en tête et restituer immédiatement après les avoir appréhendées : un adulte de trente ou quarante ans qui entend une liste de 15 chiffres ou de 15 mots en retiendra spontanément 7 en moyenne. Il s'agit d'une constante physiologique – une caractéristique commune à tout cerveau humain et inhérente au fonctionnement cérébral. Mais l'empan se modifie avec l'âge dans le sens d'une diminution et aussi sous l'influence d'autres facteurs, telles les stratégies cognitives et les motivations, lesquels, nous le verrons, peuvent au contraire l'augmenter.

On désigne par le terme d'*encodage* toutes les activités cérébrales qui consistent à transformer les informations en représentations mentales plus ou moins stables, temporaires ou définitives. Pour qu'une information encodée fasse l'objet d'un souvenir durable, il faut qu'elle soit consolidée. Avec l'exemple du poème nous avons vu que la répétition constituait un mode de consolidation des informations. L'intelligence assure un autre mode de consolidation : l'intégration d'informations nouvelles à des informations anciennes, du fait de leur ressemblance par exemple ou d'une relation logique ou affective entre elles, favorise leur consolidation. De même, une émotion importante augmente la consolidation d'une information : nous oublions plus facilement les événements qui nous laissent indifférents que ceux qui nous « frappent » affectivement.

Par conséquent, si l'intégrité de l'organe-cerveau, de nos récepteurs sensoriels, de nos systèmes attentionnels, perceptifs, verbaux, intellectuels... détermine l'encodage et la consolidation des informations, c'est l'affectivité qui leur donne une connotation agréable ou désagréable.

Plus généralement, c'est l'affectivité qui rend la mémoire sélective en déterminant le choix de ce qui sera encodé, consolidé de façon temporaire ou durable. C'est l'histoire personnelle de chacun qui explique que les mêmes événements ne sont jamais mémorisés de la même façon par des individus différents. Vous avez certainement vécu l'expérience suivante : vous rencontrez un ami de longue date avec qui vous évoquez un événement vécu en commun. Cet ami vous dit : « Tu te souviens, ça s'est passé à tel endroit », et vous répondez que vous n'en avez, au contraire, aucun souvenir. Votre ami précise : « Mais si, il s'est passé telle ou telle chose. » Et vous, toujours perplexe : « Ça ne me dit rien du tout. » Votre ami insiste : « Souviens-toi, il y avait M. X et Mme Y... » À ce moment, votre visage s'illumine et vous vous exclamez : « Bien sûr que oui ! Si seulement tu me l'avais dit dès le départ ! »

Cette anecdote nous montre simplement que certaines informations frappent davantage que d'autres et qu'en recevant des informations apparemment identiques, nous n'attribuons pas forcément les mêmes valeurs aux différents indices relatifs à ces informations.

Nous abordons là le problème de la disponibilité et de l'accessibilité des souvenirs. Une information qu'on croit « oubliée » peut être disponible en mémoire, comme un article est disponible en réserve, mais momentanément inaccessible. Un souvenir peut être inaccessible soit parce qu'il a fait l'objet d'un encodage de mauvaise qualité, soit parce qu'il est parasité par des interférences, soit parce que nous essayons de le faire ressurgir au moyen d'indices inadéquats. Toutes les clés n'ouvrent pas toutes les portes. La clé de ma voiture n'ouvre pas celle de mon voisin. Si je vais chercher une information avec un indice non pertinent, je n'arriverai pas à me la remettre en mémoire.

L'opération de retour en mémoire volontaire s'intitule la *récupération*. Si je veux me rappeler mon numéro de carte bancaire, il me faut me souvenir de la stratégie que j'ai utilisée lorsque j'ai essayé de l'apprendre.

Mais je m'en souviendrai également aisément si j'utilise très souvent cette carte bancaire. Le numéro aura été par conséquent maintes fois « révisé ». Il aura été consolidé et s'affichera dans ma tête automatiquement. La révision mentale ou *répétition* fait que les souvenirs reviennent plus automatiquement.

Afin de représenter le fonctionnement de la mémoire, les chercheurs ont construit différents modèles.

Certains font appel à l'informatique. Ils établissent des ressemblances entre les systèmes mnésiques humains et les mémoires artificielles des ordinateurs. Ils développent le concept de mémoire non strictement localisée mais distribuée (comme elle apparaît dans les modèles informatiques) et plus compatible avec l'organisation cérébrale en « réseaux de réseaux » de neurones.

Les modèles non informatiques, eux, sont élaborés à partir de l'organisation structurale et fonctionnelle du cerveau. Citons aussi d'autres modèles dits *holographiques* qui seraient une combinaison des deux premiers.

Mais aucune de ces représentations théoriques, même si elles ont eu l'avantage d'apporter un éclairage différent et nouveau, n'a encore réussi à s'imposer à la communauté scientifique. D'où l'existence d'un vaste débat qui fait l'objet de travaux majeurs.

Ce qu'on peut affirmer, c'est que cette approche expérimentale de la psychologie contemporaine, si elle ne parvient pas à imposer un modèle vraiment satisfaisant, est en train de balayer les anciens concepts de la mémoire. De toute façon, il faut bien admettre que la validité de tous ces modèles dépend de nos connaissances actuelles sur la neurophysiologie et la neurobiologie du cerveau. Certes, elles progressent mais il reste encore bien du chemin à parcourir...

5

L'ACTIVATION CÉRÉBRALE

J'ai mentionné au début de cet ouvrage l'important impact sociomédiatique du « sport cérébral ». On sait qu'il s'agit d'un phénomène qui s'est propagé aujourd'hui à un échelon international. Dans les pays anglophones, on parle de « brain jogging », « cerebral fitting »... etc. Les Américains ont sur ce sujet un slogan évocateur : « *Use it, or loose it* », ce qu'on pourrait traduire par : « Utilisez vos capacités cérébrales ou perdez-les. »

On sait également que ce phénomène ne concerne pas exclusivement les personnes âgées, comme on serait tenté de le croire a priori. Quel que soit son âge, on est concerné d'une manière ou d'une autre par sa mémoire et de façon générale par ses facultés intellectuelles. Quel que soit son âge, on est soucieux de développer ou d'entretenir son potentiel cognitif.

J'ai souligné également le fait que le « sport cérébral » ne pouvait correspondre à une simple mode. Je pense que les recherches effectuées durant ces vingt dernières années sur la neurophysiologie et la neurobiologie du cerveau ont apporté des connaissances majeures qui ont cautionné l'apparition, dans les médias, du « sport cérébral », et dans les milieux spécialisés des « ateliers-mémoire » qu'on appelle plus généralement la « stimulation cognitive ». Ce qui est nouveau et intéressant, ce n'est pas le recours à des « trucs mnémotechniques » – cette pratique existe depuis l'Antiquité, nous l'avons dit – mais plutôt les deux éléments suivants :

– La découverte, grâce aux techniques d'imagerie cérébrale, des concomitants neurobiologiques de la stimulation cognitive, c'est-à-dire de ce qui se passe dans le cerveau lorsqu'il est stimulé, au cours notamment de l'exercice mental.

– Le bénéfice qui en découle, en termes de modifications cérébrales, structurales et fonctionnelles, et en termes de meilleure adaptation aux situations cognitives expérimentées dans la vie quotidienne – d'où l'engouement actuel pour le « sport cérébral ».

Mais quelles sont donc précisément ces connaissances majeures qui ont relancé l'intérêt pour l'activation cérébrale ?

Elles peuvent être regroupées sous le concept de « plasticité cérébrale ». Ce terme désigne la capacité du cerveau à se modifier favorablement dans sa structure et dans son fonctionnement sous l'effet de stimulations appropriées et constantes. Depuis longtemps, l'électrophysiologie a montré une augmentation de l'activité électrique du cerveau lorsqu'il est stimulé. Un cerveau à l'état de repos, c'est-à-dire soumis simplement aux variations du milieu ambiant, présente un « bruit de fond » ou état de base de l'activité cellulaire. Une stimulation (la perception d'un réveil qui sonne ou la réflexion par exemple) modifie ce « bruit de fond ». Plus la stimulation est intense ou complexe, plus les modifications le seront. Dans le langage courant, la stimulation cérébrale désigne l'action de stimuler, c'est-à-dire de rendre le cerveau plus actif. Dans le langage scientifique, on parle d'activation cérébrale pour désigner l'augmentation de l'activité du cerveau.

En termes plus précis, l'activation cérébrale consiste

en la transition d'un niveau donné d'activité du système nerveux au niveau supérieur. Dans le terme « activation » est contenue l'idée d'un accroissement d'activité. Un programme d'activation cérébrale (PAC) consiste en l'utilisation d'un ensemble de stimulations ayant pour objectif de solliciter, de « dynamiser » le cerveau, afin d'en accroître l'activité.

Depuis les années 70, nous l'avons vu précédemment, les techniques d'imagerie cérébrale permettent d'objectiver, de visualiser ce phénomène d'accroissement, sous l'effet des stimulations de l'activité cérébrale en termes de débit sanguin et de métabolisme. Les fonctions du neurone, nous l'avons vu également, consistent à recevoir des informations, à les traiter, c'est-à-dire les transformer, et à les transmettre à d'autres neurones. La réalisation de ces fonctions implique une activité métabolique extraordinaire : le neurone doit fabriquer les enzymes, neuromédiateurs et hormones nécessaires à ses multiples fonctions. L'organisation de ce travail est gérée par les molécules d'ADN incluses dans le noyau du corps cellulaire. C'est ce corps cellulaire qui fournit l'énergie nécessaire à l'activité neuronale en utilisant l'oxygène et le glucose apportés par la circulation sanguine et en les transformant en molécules d'adénosine triphosphate ou ATP. L'ATP est une molécule extrêmement riche en énergie que les scientifiques considèrent comme le « carburant » des neurones. Par conséquent, plus un cerveau traite d'informations, plus nombreux sont les territoires impliqués, plus importante est l'activation. En d'autres termes, plus l'exercice intellectuel est complexe, plus il se réfère à différents niveaux d'organisation, plus nombreux sont les territoires cérébraux activés et par conséquent multiples les connexions synaptiques.

Il est aujourd'hui admis que plus les cellules cérébrales sont actives, en termes d'échanges physico-chimiques, plus elles ont de chances de le demeurer, les neurones « paresseux » étant voués plus facilement à la déafférentation ou déconnexion et à la disparition. Ceci ne peut en aucun cas signifier que l'exercice mental empêche la mort neuronale ou encore que l'exercice mental préserve des pathologies cérébrales. Imaginer de tels faits serait faire preuve d'une naïveté dangereuse. Simplement, les chercheurs ont démontré que l'exercice des fonctions cognitives augmente l'efficacité des synapses concernées, en termes d'augmentation de leur surface de contact et d'augmentation du volume de neurotransmetteurs. Ils en ont déduit que les stimulations cognitives étaient nécessaires à un fonctionnement cérébral optimal.

En résumé, nous dirons que la neurobiologie a établi les fondements scientifiques de la plasticité cérébrale. À la lumière de ces travaux, la plasticité du cerveau sain apparaît liée aux notions d'accroissement de l'activité neuronale, des arborisations dendritiques et de l'efficacité synaptique.

Ces fondements scientifiques autorisent et encouragent les spécialistes à concevoir des programmes d'activation cérébrale à partir de techniques de stimulation cognitive. C'est la raison pour laquelle tous les programmes sur lesquels j'ai travaillé s'intitulent PAC ou « programme d'activation cérébrale » mais également « programme d'activités cognitives ». PAC-Junior concerne les enfants, PAC-Senior et PAC-Eurêka les adultes et PAC-Broca, mis au point dans cet hôpital, les malades qui présentent des troubles cognitifs graves liés à une pathologie du cerveau. L'objet de cet ouvrage est de mettre à la disposition de toute personne « normale » concernée par sa mémoire un PAC accessible et pratique. Contrairement aux programmes précédents qui exigent tous l'intervention d'un animateur-pédagogue, soumis à un stage de formation, ce PAC ne requiert pour moniteur que vous-même.

C'est donc sur la base de ces connaissances, certes encore bien incomplètes, que j'ai établi quelques articulations entre l'organisation cérébrale, le fonctionnement cognitif, la pédagogie, les facteurs psycho-affectifs et environnementaux. La synthèse de ces diverses connaissances constitue le point de départ des PAC.

La philosophie d'un PAC peut être illustrée par ce proverbe oriental : « Donner un poisson à quelqu'un c'est le nourrir pour un jour, lui apprendre à pêcher c'est le nourrir pour la vie. » Un PAC enseigne à apprendre et non à ingurgiter des connaissances didactiques, afin de pouvoir gérer soi-même, et avec une efficacité optimale, son propre potentiel.

Les PAC comportent deux approches complémentaires, théorique et pratique, visant respectivement à expliquer le fonctionnement cognitif et exercer les facultés cognitives. L'approche théorique est fondée sur la conviction qu'on ne peut faire acquérir à quiconque les stratégies d'accroissement de l'efficience cognitive sans un minimum d'informations sur :

– Le fonctionnement de l'organe des stratégies qu'est le cerveau.

– Le fonctionnement de la mémoire et des autres facultés cognitives.

– La compréhension des facteurs connus susceptibles de perturber le fonctionnement cérébral et le fonctionnement cognitif. Il s'agit des « facteurs de risque ». Ces derniers sont :

– organiques (l'alcool, les drogues, certains médicaments ayant des effets sur la vigilance, certaines maladies);

– psycho-affectifs (l'anxiété et la dépression en particulier);

– psycho-techniques (la méconnaissance ou la mauvaise utilisation des stratégies).

Intervient également la compréhension des stratégies de la cognition.

L'approche pratique consiste en l'application d'exercices cognitifs extrêmement variés et autant que possible attractifs, de difficultés diverses, permettant à chacun de :

– Découvrir par lui-même ses propres modes de fonctionnement, relativement au type d'activité cognitive sollicité par l'exercice.

– Prendre conscience de ses éventuels vices de fonctionnement.

– Apprendre les stratégies de l'efficience cognitive. Chacune des stratégies est expliquée et mise en pratique par un exercice spécifique.

– Découvrir que l'utilisation d'une ou de plusieurs stratégies appropriées permet d'augmenter ses capacités.

– Apprendre à varier les stratégies de façon à pouvoir sélectionner la ou les plus efficaces relativement à une situation donnée.

– Apprendre à reconnaître et à gérer le stress et l'anxiété, perturbateurs de l'efficience cognitive.

– Découvrir, à travers les exercices, l'attitude démissionnaire et ses effets préjudiciables à la qualité du traitement des informations.

Je résumerai l'intérêt de cette double approche théorique et pratique en disant : comprendre comment fonctionne un instrument, en connaître les limites et les facteurs susceptibles d'en perturber le bon usage, permettent de mieux s'en servir.

Les approches théoriques et pratiques des PAC ne sont pas séquentielles : il ne s'agit pas d'une phase théorique, suivie d'une phase pratique. Mis à part certains aspects nécessairement exclusivement théoriques du programme, la plupart du temps on alterne les explications et les applications. En accord avec la synthèse de ces connaissances, je dirai que les PAC visent un objectif à la fois neurobiologique, psychotechnique et psychologique.

L'objectif neurobiologique est défini par le concept même d'activation. Nous avons vu précédemment que l'exercice des fonctions cognitives peut s'accompagner de modifications sur la structure et le fonctionnement du cerveau comme l'exercice physique agit sur la structure et le fonctionnement du muscle. Cette comparaison est naturellement naïve, voire dangereuse parce que excessive, mais elle a l'avantage de bien montrer les phénomènes concomitants aux stimulations cognitives.

L'objectif psychotechnique vise l'acquisition des stratégies de la mémoire et de la cognition en général, c'est-à-dire l'acquisition des méthodes actuellement connues et reconnues les plus efficaces en matière d'efficience cognitive.

L'objectif psychologique concerne le développement des motivations, le maintien d'une attitude positive et constructive face aux diverses situations de la vie en général, et de ce fait, la confiance en soi et l'épanouissement personnel. Il s'agit essentiellement d'entretenir le sens de l'effort mental, le désir de mobiliser ses ressources cognitives et affectives.

Ces trois objectifs sont indissociables et doivent être atteints simultanément et non de façon séquentielle. Je pense que l'activation cérébrale par le biais des exercices cognitifs ne peut être efficace sans stratégies pédagogiques et sans motivations. Je suis également persuadée que des motivations sans exercice et sans stratégies ne peuvent non plus garantir l'efficacité.

Il vous est probablement plus facile maintenant de comprendre qu'il ne peut exister de programme de développement de la mémoire ne faisant intervenir *que* la mémoire. De tels programmes me sembleraient inconcevables puisque « la » mémoire, en tant que phénomène isolé, indépendant, n'existe pas. Nous avons vu la multiplicité des activités mnésiques et surtout leurs interrelations et leur dépendance à l'égard des autres activités cognitives.

Par conséquent le programme-mémoire qui vous est proposé ici constitue en fait un programme d'activités cognitives. Il peut cependant demeurer commode de parler de « la » mémoire, puisque c'est la fonction qui nous est le plus accessible en ce sens que c'est celle qui se concrétise le mieux dans nos comportements, tant qu'on garde présente à l'esprit l'image d'une « mémoire-iceberg ».

Avant d'aller plus loin, il m'apparaît judicieux de dissiper tout malentendu ou toute illusion naïve afin d'éviter une déception ou une perte de temps. Le PAC ne fait aucun miracle, ne transforme pas les « amnésiques » en « hypermnésiques ». Il est conçu pour vous guider dans l'acquisition des stratégies cognitives afin de gérer par vous-même et de façon optimale vos ressources personnelles, votre potentiel cognitif. Ses résultats dépendent en grande partie de vous-même. Ils ne peuvent être identiques pour tous, les besoins, les motivations, les points forts ou faibles de chacun étant extrêmement différents.

Certaines personnes peuvent éprouver le besoin spécifique d'apprendre à mieux se concentrer, d'autres à mieux s'exprimer, d'autres encore à mieux mémoriser les numéros de téléphone ou de cartes bancaires, les rendez-vous, les informations lues ou entendues, les itinéraires, les noms propres, les visages, etc. Les exemples sont infinis, vous le constatez. Serait-il astucieux de proposer des méthodes spécifiques répondant à tous ces besoins ? Oui et non.

Oui, parce qu'on peut réellement, pour des raisons

professionnelles ou autres, se trouver confronté à la nécessité de bien gérer tel ou tel type d'information plutôt que tel autre : il est souhaitable par exemple qu'un enseignant connaisse bien le nom de tous ses élèves afin de ne pas appeler DURAND ou « machin » celui qui s'appelle DUPONT. Il en est de même pour le médecin vis-à-vis de ses malades ou pour le commercial à l'égard de ses clients.

Mais je dis également non car cette approche est dangereuse parce que réductrice. Elle réduit notre mémoire à certains aspects strictement techniques. Elle fait abstraction des autres paramètres qui en modulent le fonctionnement et l'efficacité. Je pense qu'il est préférable d'éduquer sa mémoire dans l'optique d'une acquisition des stratégies, des techniques de base que chacun, par lui-même, adaptera de façon spécifique aux situations vécues et à ses besoins.

De la même façon que théoriquement lorsqu'on a appris à lire, c'est-à-dire lorsqu'on a acquis la stratégie-lecture, on peut TOUT lire, de même lorsqu'on a appris à mémoriser, on est censé pouvoir mieux mémoriser n'importe quoi, dans les limites du possible naturellement. Mais pratiquement, nous ne lisons pas tout et nous ne mémorisons pas tout non plus. Lire comme mémoriser ne peuvent se borner à de simples activités mécaniques. Leur pratique et leur efficacité dépendent d'un ensemble de facteurs indissociables, tels que le contenu, l'intérêt, l'utilité, l'intensité de l'éclairage par exemple pour la lecture, ou de la qualité de la perception visuelle pour la mémoire visuelle, etc.

Le programme d'activation que je vous soumets se présente sous la forme de principes pédagogiques et d'exercices.

Les principes pédagogiques sont les explications permettant de comprendre les principaux facteurs susceptibles de perturber l'efficience cognitive, de même que les stratégies qui permettent de la développer et l'entretenir.

Les exercices correspondent aux gammes, pour le pianiste, ou à l'entraînement au mur pour le joueur de tennis. Ils permettent donc de découvrir et d'appliquer les stratégies proposées dans la partie pédagogique. Leur contenu est naturellement artificiel et d'ailleurs en soi quelquefois sans grand intérêt, sauf bien évidemment les exercices de vocabulaire. Leur intérêt majeur réside dans la sollicitation des mécanismes cognitifs qui leur sont spécifiques et par conséquent dans l'activation cérébrale qu'ils déclenchent et la maîtrise d'une stratégie. Dans l'entraînement au mur du tennisman, ce n'est pas le mur en lui-même qui est important, mais le mouvement que le joueur cherche à perfectionner. Mais sans mur, ce type d'entraînement devient impossible.

Les exercices ne sont pas des jeux, sinon des jeux éducatifs. Ils n'ont pas pour finalité principale le plaisir ou la détente, mais la découverte et l'utilisation des stratégies cognitives. Si plaisir et détente s'y ajoutent, tant mieux. Ils ne sont pas non plus des épreuves d'examen et encore moins des tests.

N'utilisez surtout pas de chronomètre. Il ne s'agit pas de mesurer des performances. Je ne privilégie ni la vitesse ni la compétition vis-à-vis de soi-même ou des autres mais la compréhension et la pédagogie. Je considère qu'une personne « éduquée », qui a compris le fonctionnement de la mémoire et qui connaît les stratégies, a toutes les chances d'opérer vite lorsqu'il le faut. La rapidité n'est donc pas ici une fin en soi. Elle est d'ailleurs souvent génératrice de stress et de panique et va à l'encontre de la phylosophie du programme d'activation.

Celui-ci réclame en revanche du tonus, de la discipline et de la régularité dans la réalisation des exercices. Il ne suffit pas de savoir comment effectuer « des abdominaux » pour en avoir. Bien entendu, cette image doit être manipulée avec précaution : en aucun cas on ne peut en déduire une assimilation parfaite du cerveau ou de la mémoire avec le fonctionnement d'un muscle. Il est naïf de croire qu'on « gonfle » sa mémoire en faisant des exercices, comme on « gonfle » ses muscles abdominaux en « faisant des abdominaux ». Mais le principe d'exercer pour développer demeure exact. A chacun donc de respecter les limites de cette métaphore.

Les exercices sélectionnés sont des modèles, des illustrations de principes pédagogiques. Ils ont une finalité pragmatique en ce sens qu'ils correspondent le plus souvent à des situations expérimentées dans la vie quotidienne. Le programme d'activation peut être envisagé comme un guide d'initiation à l'efficacité cognitive dans la vie courante.

Il est évident que vos résultats dépendront de votre capacité à transférer ce que vous aurez appris aux situations de la vie quotidienne. Ils dépendront de votre capacité à maintenir vos efforts, à entretenir vos motivations tout au long de l'existence, à vous forger votre propre programme d'activation cérébrale à partir des acquisitions de base, des indications qui vous sont apportées ici.

Vous possédiez déjà d'ailleurs, bien avant d'avoir ouvert ce livre, les principales stratégies que vous utilisez consciemment ou inconsciemment, sans peut-être très bien comprendre leur rôle dans vos comportements quotidiens, comme M. Jourdain faisait de la prose sans le savoir.

En outre il faut bien se dire que le meilleur terrain d'exercice de la mémoire et des facultés cognitives en général, c'est la vie quotidienne. Nous y avons mille et une occcasions de stimuler et d'entretenir notre mémoire. Par ailleurs, celle-ci reflète souvent notre état de santé mentale. Elle constitue un bon baromètre de l'équilibre psychique, efficace lorsque notre moral est au beau fixe, « trouée » lorsque le moral baisse.

Les exercices sont extrêmement variés du point de vue

de leur contenu, des mécanismes cognitifs sollicités (attention-concentration, raisonnement logique, organisation de l'espace...) et du traitement des informations (enregistrement, consolidation, récupération). Aucun exercice ne peut être « pur ». Il est quasiment impossible de ne solliciter qu'un mécanisme cognitif indépendamment d'un autre. Notre cerveau fonctionne comme un tout, nous l'avons dit et redit. Par conséquent les découpages proposés (mémoire visuelle, verbale, spatiale, associative...) sont artificiels mais commodes d'un point de vue pédagogique. Ces différents titres désignent simplement le souci de faire porter l'accent sur tels ou tels récepteurs sensoriels ou tels ou tels modes de traitement, tout en sachant que la « dissection » des processus mentaux en activités isolées est impossible.

Le PAC, comme tous les programmes d'activation, évite la « monoculture » : certaines personnes pensent faire correctement travailler leur cerveau en ne pratiquant que des mots croisés ou des mots fléchés ou du bridge. Ces activités sont naturellement excellentes mais ont pour inconvénient de n'activer que les mêmes circuits de réflexion, aboutissant à la longue à l'acquisition d'automatismes efficaces dans certaines situations, mais inopérants dans d'autres.

L'esprit du PAC, au contraire, est la diversité, le renouvellement fréquent des situations, à partir de la connaissance des stratégies de base, comme le sont pour l'adolescent en fin de croissance scolaire la lecture, l'écriture, la maîtrise des opérations...

Une fois acquises ces stratégies, on est favorablement « équipé » pour tout apprentissage dans les limites du raisonnable.

DEUXIÈME PARTIE

PROGRAMME D'ACTIVATION

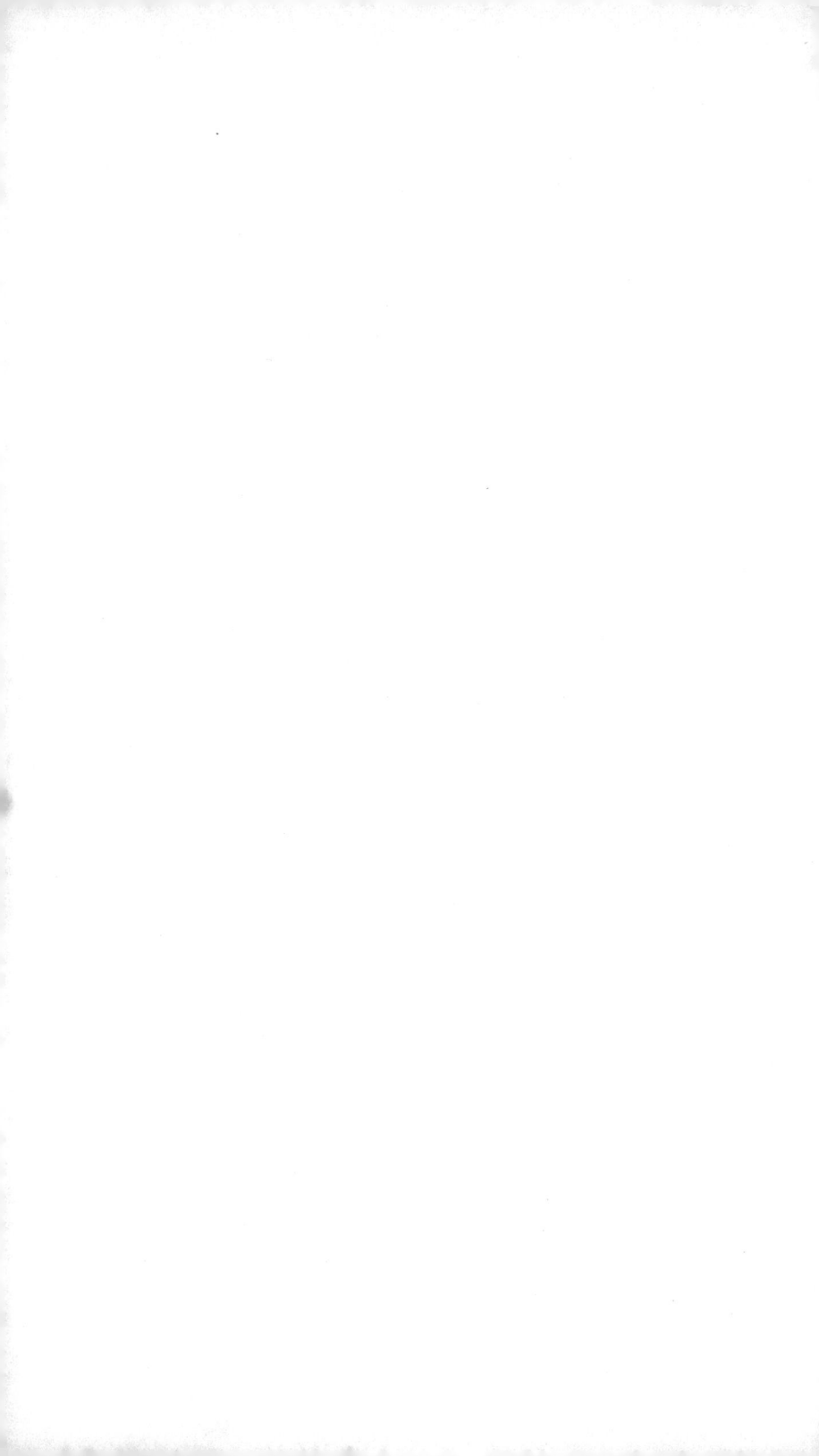

1

INTRODUCTION

LES « MATÉRIAUX » DE NOTRE MÉMOIRE

Dans votre vie quotidienne, l'exercice le plus simple, celui qui vous est le plus habituel mais aussi le plus fondamental, consiste à « afficher » dans votre tête des images mentales.

Ce terme d'*image mentale* désigne ce que vous avez « dans la tête » lorsque vous vous représentez les choses (par exemple la rose que vous imaginez dans un jardin), lorsque vous vous souvenez de tel ou tel fait, de telle ou telle personne... et d'une façon générale, lorsque vous pensez.

Ces images mentales constituent les matériaux de la mémoire et de la pensée en général, comme les briques, le ciment, le sable et l'eau qui vont permettre au maçon de construire un mur. Vous construisez donc vos souvenirs et « fonctionnez » mentalement avec des images mentales.

Avant de construire son mur, le maçon commence par rassembler ses matériaux. Il les connaît parfaitement et sait comment les manier. Inspirez-vous de lui : avant de vous exercer à mémoriser, essayez de vous familiariser avec les images mentales.

Pour cela, prenons un exemple simple :

– Arrêtez-vous quelques instants pour vous

représenter – c'est-à-dire « afficher » en images dans votre tête – votre lieu d'habitation actuel : un studio, un appartement, une maison.

– Posez-vous quelques questions. D'abord, l'emplacement : Où se trouve votre lieu d'habitation ? Dans quelle ville ou village, quel quartier, quelle rue ? Bien entendu, il ne s'agit pas d'inscrire les réponses, mais de les « voir » dans sa tête.

Le processus cognitif qui consiste à « voir » dans sa tête s'appelle « visualisation ». Le contenu, c'est-à-dire ce qu'on « voit », s'appelle l'image mentale.

Comment s'est passée cette première visualisation ?

– Certains d'entre vous ont « vu » leur lieu d'habitation sous forme de *flashes* extrêmement brefs, évanescents. Les images se sont « affichées » dans leur tête et ont disparu aussitôt après.

– D'autres ont « vu » leur lieu d'habitation en prenant le temps de s'arrêter après chacune des questions afin de rassembler un maximum d'informations, c'est-à-dire d'afficher un maximum d'images en réponse à chacune des questions. Ils ont essayé d'être aussi précis que possible.

– Les premiers ont « vu » leur lieu d'habitation « en gros », les derniers l'ont « vu » en détail. Entre ces deux extrêmes se situent, bien entendu, tous les degrés possibles de visualisation.

– Dans cette situation extrêmement simple, les uns et les autres ont réagi spontanément, selon leur personnalité, leur motivation à l'égard de cet exercice dont le but, rappelons-le, n'est absolument pas la performance, c'est-à-dire le nombre et la précision des images revenues à la mémoire, mais tout simplement la familiarisation avec ces notions fondamentales d'image mentale et de visualisation.

– Cet exercice nous a également permis de concrétiser la notion d'activation cérébrale.

Si, mentalement, je me représente ma maison sous

forme de *flashes* évanescents, plus ou moins flous, je dépense moins d'énergie que si je me concentre pour la scruter dans tous ses détails. L'effort cognitif et par conséquent l'activation concernant ce point précis sont mineurs.

Dans le second cas, je me suis concentré(e), j'ai fourni un effort d'attention soutenue et de précision quant à la qualité des images mentales concernant l'emplacement de ma maison. J'ai donc activé un grand nombre de territoires cérébraux impliqués dans la restitution, le retour en mémoire d'un grand nombre d'informations concernant ma maison et son emplacement.

– Reprenons cet exercice en essayant d'imaginer l'environnement de la maison ou de l'appartement : les voisins de rue ou de palier par exemple. Comment sont leurs portes d'entrée? Ont-ils un portail, s'il s'agit d'une maison? Ont-ils un paillasson? Leur nom figure-t-il sur leur porte? Une sonnette existe-t-elle, et à quel endroit? Combien de serrures?

– Là encore, certaines personnes peuvent avoir des souvenirs extrêmement précis en réponse à toutes ces questions, d'autres peuvent être incapables de répondre.

Les premiers ont-ils davantage de mémoire que les seconds? Pas forcément. Peut-être ont-ils simplement davantage l'esprit d'observation. Mais pour bien observer toutes ces choses, encore faut-il qu'elles les intéressent! Si elles leur sont complètement indifférentes, il y a gros à parier qu'ils ne se souviendront de rien, ou de très peu, même s'ils possèdent un esprit observateur.

– Nous voyons ici à quel point l'intérêt détermine l'intensité de l'attention, de l'observation, et par conséquent la qualité de la mémoire.

Nous ne nous souvenons pas – ou mal – des informations qui ne nous intéressent pas.

Ce manque d'intérêt, parlons-en un peu.

Je ne me souviens pas des détails de la porte d'entrée de mon voisin parce qu'en fait... je ne la regarde jamais. Je ne la regarde jamais parce que je ne le connais pas, ce voisin : je n'ai jamais eu l'occasion de le rencontrer, nous n'avons pas les mêmes horaires... Lorsque je rentre chez moi le soir, j'ai l'esprit tellement saturé par tout ce que j'ai fait dans la journée, je suis fatigué(e), et mon esprit étant ailleurs, je ne « vois » pas tout ce que pourtant mes yeux voient.

Nous ne nous souvenons pas – ou mal – des informations que nous n'avons pas enregistrées ou que nous enregistrons mal.

Nous pourrions multiplier les exemples avec d'autres types d'informations visuelles, auditives ou autres.

NOS « TROUS DE MÉMOIRE »

Souvent, et nous avons vu en partie pourquoi, les « matériaux » de notre mémoire – les images mentales – sont de mauvaise qualité, et donc le mur de notre maçon de mauvaise qualité lui aussi.

Lorsque nous ne nous souvenons pas de quelque chose que nous avons vu ou entendu, d'une façon générale que nous avons vécu, et que nous sommes alors conduits à penser que nous souffrons d'un trouble de la mémoire, il faut d'abord nous poser cinq questions fondamentales :

1. « Est-ce que j'ai bien vu ou entendu? »

Prenons la situation suivante : je me trouve au dernier rang d'une salle mal éclairée, pleine à craquer et mal insonorisée, pour écouter une conférence, un discours électoral ou autre. J'ai du mal à distinguer les traits du visage du conférencier et à percevoir correctement ce qu'il dit... Or, la qualité des images mentales dépend en partie de notre acuité sensorielle.

J'aurai donc également du mal à me remettre en mémoire son visage ou ses propos.

Conclusion :
Pour mémoriser les informations captées par les organes sensoriels, l'acuité sensorielle doit être bonne.

2. « Est-ce que l'information concernée m'intéressait? »

Nous avons vu également que cette qualité dépendait de l'intérêt que nous portons aux choses.

– Si je me trouve au premier rang d'une pièce bien éclairée, dont l'acoustique est parfaite, pour écouter une conférence qui ne m'intéresse pas, mon esprit vagabonde, je me laisse distraire par des préoccupations personnelles. Dans ce type de situation, nous avons également du mal à nous remémorer des événements pourtant vécus.

Conclusion :
On mémorise plus facilement les informations qui nous intéressent ou qui nous sont utiles.

3. « Est-ce que l'information concernée a été bien comprise » ?

Autre situation : les conditions matérielles de la pièce sont parfaites, je vois et j'entends très bien le conférencier, de plus le sujet m'intéresse. Il se trouve cependant que je ne peux pas tout comprendre : le conférencier n'est pas toujours très clair, par exemple, ou il s'exprime trop vite, ou encore le thème de la conférence est trop ardu pour moi, ou enfin il y a trop d'informations à mémoriser...

Comme dans les situations précédentes, j'aurai du mal à me souvenir de l'intégralité de cette conférence. Je me souviendrai plus facilement de ce que j'ai compris.

Conclusion :
La compréhension facilite la mémorisation.

4. « Est-ce que l'information ne fait pas l'objet d'un blocage affectif » ou n'a pas été enregistrée dans un contexte psycho-affectif perturbé ?

Il se peut aussi que l'information ait été parasitée par une perturbation psycho-affective (une contrariété, un problème sentimental...).

– Il vous est certainement arrivé de vous dire : Il me semble avoir vu ou entendu cela quelque part, mais où et quand ? Quelquefois le souvenir nous revient, d'autres fois non.

Outre toutes les raisons précédemment énumérées, nous avons du mal à nous remémorer les événements affectivement « perturbants », ceux qui nous dérangent et qu'inconsciemment nous refoulons.

Conclusion :
L'équilibre affectif joue un rôle majeur dans l'apprentissage et la mémoire.

5. « Est-ce que j'ai bien traité l'information ? » En d'autres termes : « Est-ce que j'ai utilisé la ou les bonnes stratégies ? »

D'autres fois encore, sans aucun contexte affectif perturbateur, sans conditions sensorielles ou psychologiques défavorables, sans handicaps de compréhension, il nous arrive de ne pas nous souvenir. Vous devez alors vous poser la question ci-dessus.

Conclusion :
Traiter l'information facilite la mémorisation

Vouloir récupérer un souvenir qui a fait l'objet d'une mauvaise mise en mémoire est une tâche bien difficile.

Cette dernière question interroge donc sur la qualité du traitement des informations vues, entendues, des situations expérimentées, au moment où nous les vivons. Plus le traitement est de bonne qualité, plus nous avons de chances de nous souvenir. Traiter l'information signifie effectuer des opérations mentales sur cette information. C'est précisément sur ce point – les opérations mentales à effectuer pour faciliter la mémorisation, en d'autres termes, l'acquisition des stratégies permettant de traiter l'information de façon optimale – que nous allons travailler.

Si la réponse à l'une de ces questions, a fortiori à plusieurs de ces questions, est négative, votre soi-disant « trouble » de mémoire est plus qu'improbable.

À vous de vous interroger et de bien vous exercer pour améliorer votre efficacité.

PRÉSENTATION DES EXERCICES

Les exercices qui suivent ont comme objectif, d'une façon générale et quel que soit l'exercice proposé, de vous inciter à la fabrication d'images cognitives ou représentations mentales qui constituent les matériaux des souvenirs et de la pensée.

Ils sont organisés en trois modules et classés en Force *, Force ** ou Force ***.

Cela ne signifie absolument pas que vous êtes « classé » : le programme d'activation, nous l'avons dit, n'est ni un jeu ni un concours. Le nombre d'étoiles dépend du temps que l'on veut bien mettre pour chaque exercice ou encore de sa propre personnalité : il est évident qu'on peut d'autant mieux retenir des images ou des mots qu'ils correspondent à son caractère, voire son métier. Inversement un terme anodin peut évoquer quelque chose de déplaisant.

En fait, ces étoiles correspondent à votre curiosité, à votre désir (ou non) de pousser l'exercice un peu plus loin. En aucun cas ceux-ci doivent être figés, contraignants. Ils constituent au contraire un espace de liberté.

Un objectif spécifique sera défini pour chacun des exercices en correspondance avec les situations de la vie quotidienne.

Le plus souvent possible, nous essaierons d'illustrer les principes pédagogiques par des exemples pris dans la vie quotidienne.

Module 1

« FABRIQUER » DES IMAGES

1. MÉMOIRE VISUELLE SPONTANÉE

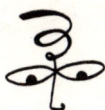

2. MÉMOIRE VISUELLE VOLONTAIRE

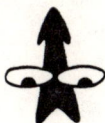

3. IMAGES ASSOCIÉES

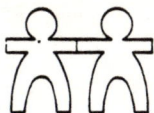

1
MÉMOIRE VISUELLE SPONTANÉE

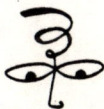

Force *

– Découvrez les éléments réunis dans la page ci-contre

– Regardez-les simplement, une seule fois.

– Puis tournez cette page.

Éléments Force *

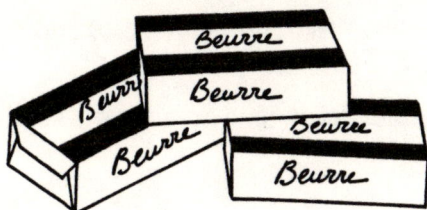

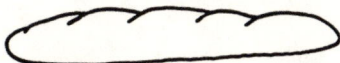

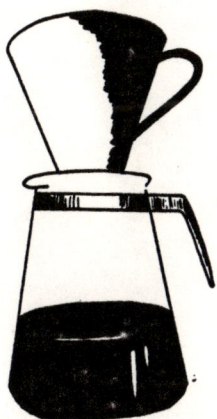

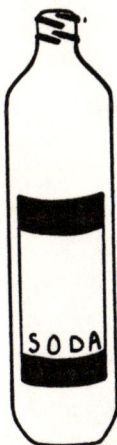

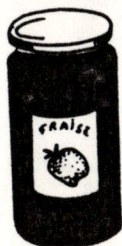

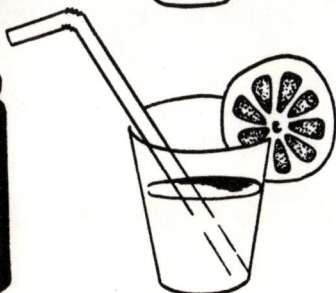

Exercice Force *

- Essayez de vous remémorer un maximum d'éléments.

- Vous pouvez écrire leur nom si vous le souhaitez :

Si vous ne les avez pas tous mémorisés, passez à la page 87.

Si vous les avez tous mémorisés, vous pouvez tenter l'exercice Force ** :

- Découvrez les éléments réunis sur la page ci-contre ☞

- Regardez-les simplement, une seule fois.

- Puis tournez cette page.

Éléments Force **

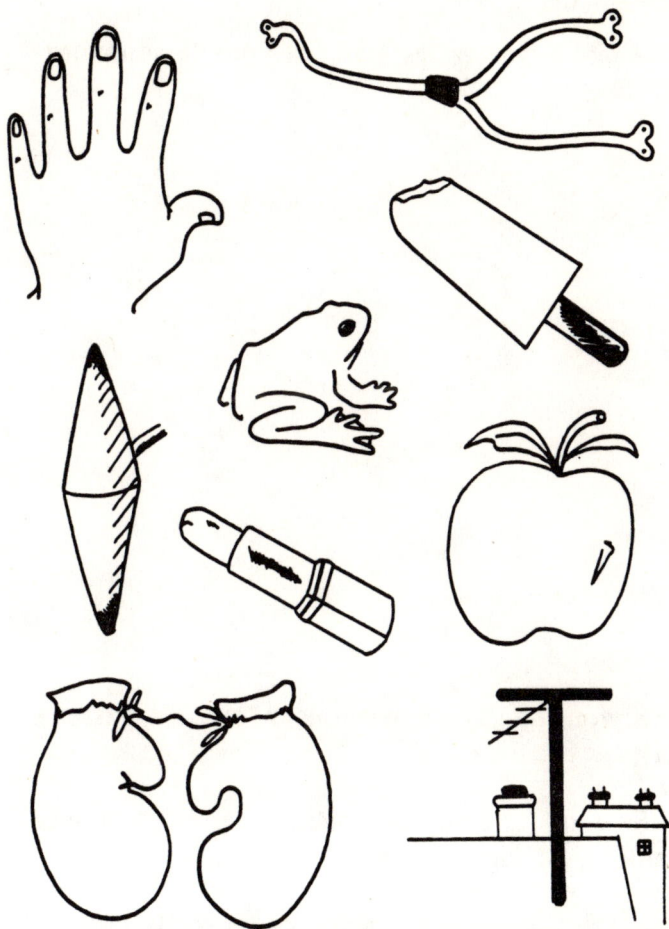

Exercice Force **

- Essayez de vous remémorer un maximum d'éléments.

- Vous pouvez les écrire si vous le souhaitez :

Si vous ne les avez pas tous mémorisés, passez à la page 87.

Si vous les avez tous mémorisés, vous pouvez tenter l'exercice Force *** :

- Découvrez les éléments réunis sur la page ci-contre ☞

- Regardez-les simplement, une seule fois.

- Puis tournez cette page.

Éléments Force ***

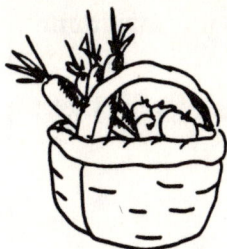

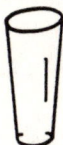

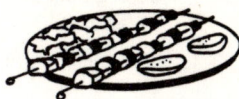

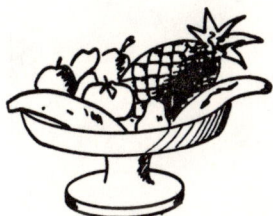

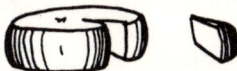

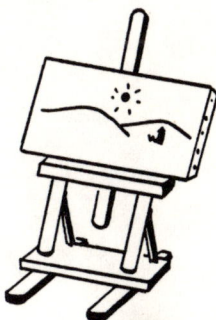

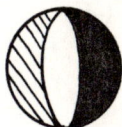

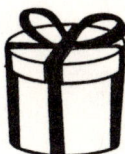

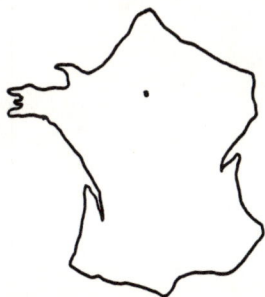

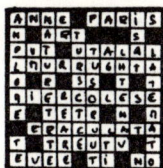

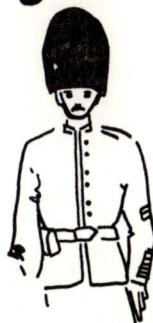

Exercice Force ***

– Essayez de vous remémorer un maximum d'éléments.

– Vous pouvez les écrire si vous le souhaitez :

Principes pédagogiques

Il est possible que vous ayez mémorisé tous les éléments, dans les trois catégories.

Il est plus probable que, quelle que soit la catégorie, vous en ayez oublié quelques-uns.

Il se peut aussi, inversement, que vous ayez « affiché » dans votre tête des objets qui ne figuraient pas sur les pages.

Analyse des oublis :

Essayez d'analyser vos oublis en pensant aux 5 questions de l'introduction. Naturellement ces 5 questions n'ont pas forcément la même pertinence. Celle-ci varie avec la situation.

1. Est-ce que j'ai bien vu ou bien entendu ?

Certains objets sont plus « prégnants » que d'autres, leur tracé étant plus explicite, plus net. Ceux-là ont davantage de chances de laisser un souvenir précis. La bouteille contenant du jus de fruits est moins évidente, immédiate, à enregistrer que les gants de boxe.

2. Est-ce que l'information concernée m'intéressait?

Tous les éléments n'ont probablement pas été vus avec la même attention, le même intérêt. Certains sont plus courants que d'autres et aussi plus faciles à mémoriser. Pour certains il faut se souvenir à la fois de la forme, de la marque, sans que l'identification soit immédiate alors que d'autres sont tellement caractéristiques qu'un seul coup d'œil suffit pour les enregistrer. Un cric de voiture, par exemple, n'est pas aussi courant qu'une cafetière, qui fait partie de notre environnement immédiat.

3. Est-ce que l'information concernée a été bien comprise?

Pour ce type d'exercice, cette question n'est pas très pertinente car la compréhension intervient assez peu. Le rôle de la compréhension est plus important dans la rétention des informations verbales.

4. Est-ce que l'information ne fait pas l'objet d'un blocage affectif?

Pour des raisons personnelles, affectives, certains « frappent » davantage que d'autres. Certains objets ont une connotation agréable ou désagréable pour vous. Si vous aimez le champagne il est probable que vous vous souviendrez mieux de la coupe à champagne. Inversement, si vous détestez les jeux de dés... ou les policiers...

5. Est-ce que j'ai bien traité l'information? En d'autres termes : est-ce que j'ai utilisé la ou les bonnes stratégies?

Ici vous n'avez probablement utilisé volontairement aucune stratégie particulière. Vous avez enregistré puis cherché à restituer. Il y a eu effort d'attention, sans recours volontaire à une stratégie particulière. Nous verrons dans les pages qui suivent les stratégies spécifiques qui facilitent la rétention.

Analyse des ajouts :

Il est possible que vous ayez « affiché » dans la tête des éléments qui ne figuraient pas dans la série : Ce phénomène porte le nom d'*intrusion* ou d'*interférence*. La perception d'un objet peut déclencher l'image d'un ou plusieurs autres objets associés. Ces interférences peuvent parasiter, perturber la mémorisation. Elles peuvent créer des « courts-circuits ».

Dans la vie courante, on en a de nombreux exemples : bien souvent il nous arrive d'aller chercher quelque chose dans une pièce et de ne plus savoir ce qu'on vient y faire. Ou alors, nous nous préparons à raconter un événement et, au moment de le dire, il a disparu de notre mémoire. Nous disons alors que nous sommes distraits. En fait, les interférences sont bien souvent responsables de ce type de distractions.

2

MÉMOIRE VISUELLE VOLONTAIRE

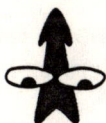

Force *

– Découvrez la série d'éléments de la page ci-contre   , mais en appliquant cette fois-ci volontairement les stratégies suivantes :

– Regardez le haut, le milieu, le bas, la droite et la gauche de la feuille.

– Observez les objets par rapport à ces différents repères spatiaux.

– Regardez les objets en les situant dans l'espace les uns par rapport aux autres (tel objet est en haut, à droite de tel autre... etc.).

– Retrouvez de mémoire les éléments à partir des repères spatiaux et inscrivez-les page 94.

Éléments Force *

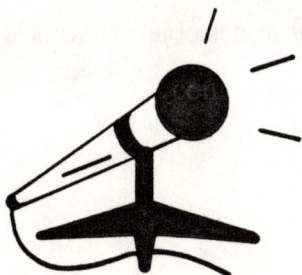

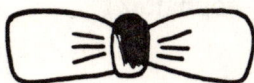

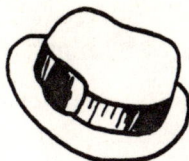

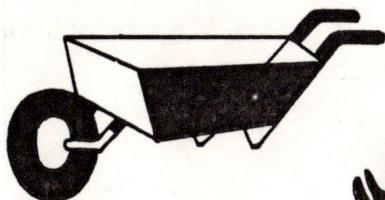

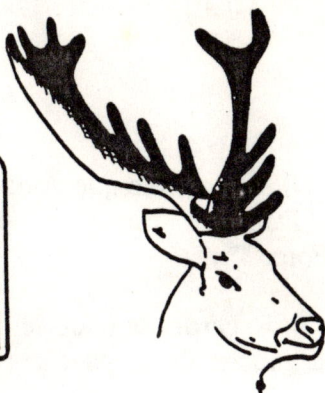

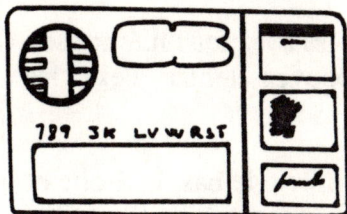

Exercice Force *

- Vous pouvez écrire le nom des objets si vous le souhaitez :

Il est possible que vous les ayez tous mémorisés. Dans ce cas vous pouvez tenter l'exercice Force ** :

- Regardez le haut, le milieu, le bas, la droite et la gauche de la page ci-contre ☞

- Observez les objets par rapport à ces différents repères spatiaux.

- Regardez ces éléments en les situant dans l'espace les uns par rapport aux autres (tel objet est en haut, à droite de tel autre... etc.).

- Retrouvez de mémoire les éléments à partir des repères spatiaux. Et inscrivez-les page 96.

Éléments Force **

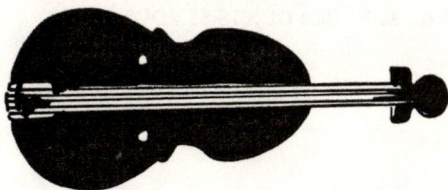

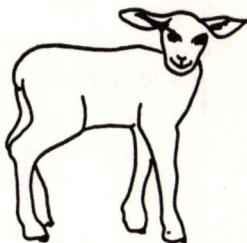

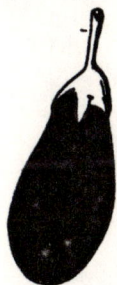

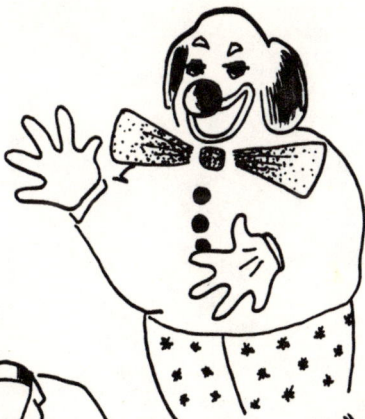

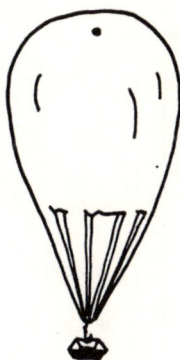

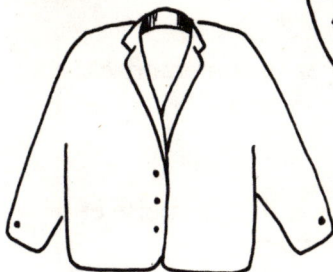

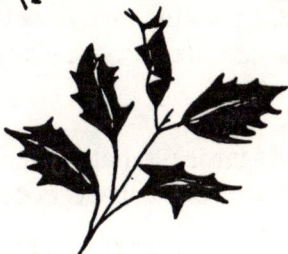

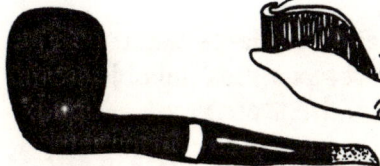

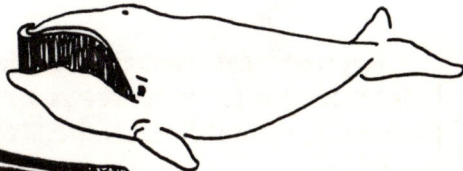

Exercice Force **

    – Vous pouvez écrire le nom des objets si vous le souhaitez :

    Il est possible que vous les ayez tous mémorisés. Dans ce cas vous pouvez tenter l'exercice Force *** :

    – Regardez le haut, le milieu, le bas, la droite et la gauche de la page ci-contre ☞

    – Observez les objets par rapport à ces différents repères spatiaux.

    – Regardez ces éléments en les situant dans l'espace les uns par rapport aux autres (tel objet est en haut, à droite de tel autre... etc.).

    – Retrouvez de mémoire les éléments à partir des repères spatiaux. Et inscrivez-les page 98.

Éléments Force ***

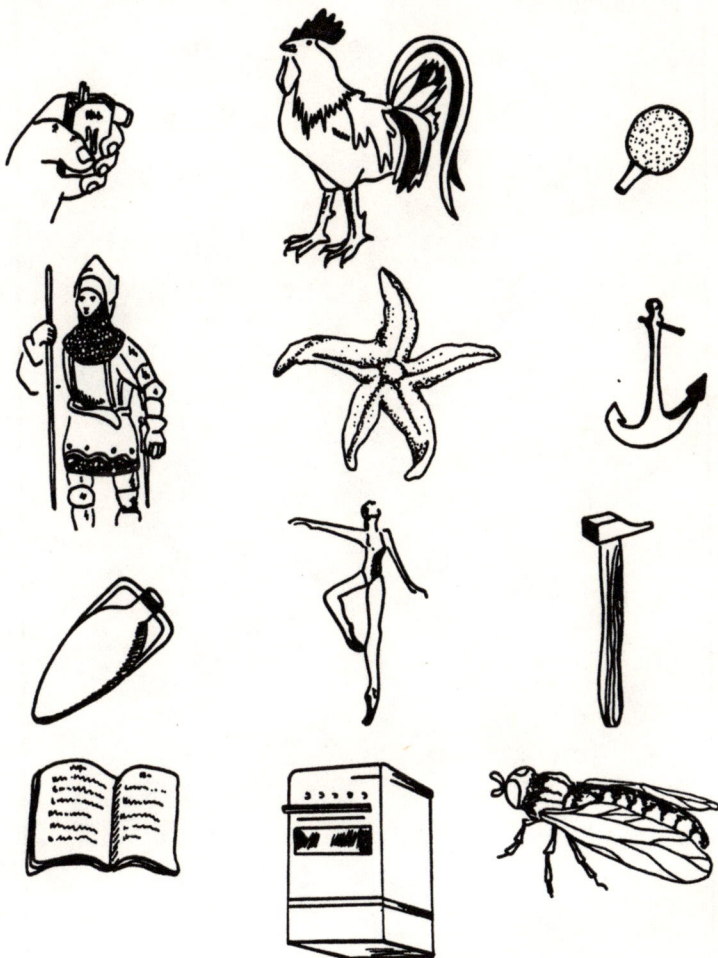

Exercice Force ***

Vous pouvez écrire le nom des éléments si vous le souhaitez :

Principes pédagogiques

Il est possible que vous ayez mémorisé tous les éléments, dans les trois catégories.

Il est plus probable que, quelle que soit la catégorie, vous en ayez oublié.

Il se peut aussi, inversement, que vous ayez « affiché » dans votre tête des éléments qui ne figuraient pas sur les pages.

Posez-vous les cinq questions des pages 87 à 89.

Ces stratégies concernent la construction de l'espace, la fabrication de repères spatiaux, qui vont faciliter l'« encodage » des informations et qui vont également faciliter leur récupération. Ces repères vont donc constituer des indices au moment du retour en mémoire. Les indices d'une mise en mémoire sont les meilleurs indices d'une remise en mémoire (rappel). Nous aurons l'occasion ultérieurement d'approfondir la notion de repère et les stratégies de gestion de l'espace.

– Lorsqu'on « voit » un objet dans la tête, on le « voit » généralement quelque part, parmi d'autres objets... Situer un objet dans l'espace facilite donc la mémorisation. Spontanément, nous mémorisons plus facilement le haut et le bas, les premières et les dernières informations. En psychologie, ce phénomène s'intitule : « effet de primauté et de récence ». Mais la mémorisation visuelle spontanée est toujours limitée. Nous pouvons accroître cette mémoire spontanée par une mémoire volontaire, en construisant l'espace mentalement, c'est-à-dire en fabriquant des repères spatiaux. La mémoire visuelle est donc souvent une mémoire visuo-spatiale. Il est par conséquent plus facile de se souvenir en ayant construit l'espace au préalable, au moment où on le découvre, que de le faire simplement au moment du rappel.

À retenir :

Construire l'espace est une opération mentale. C'est un mode de traitement de l'information. C'est une façon de fabriquer de l'image mentale. C'est donc une stratégie de mémorisation. Cette stratégie doit être utilisée au préalable, lors de l'enregistrement ou encodage des informations. La récupération de ces dernières en sera facilitée.

Les applications dans la vie quotidienne

Il nous est arrivé à tous d'égarer nos clés nos lunettes, des objets divers. Prenons un exemple précis. Il nous est arrivé à tous d'ouvrir avec nos clés notre porte d'entrée, de poser les clés quelque part, de vaquer à diverses occupations..., puis d'avoir à sortir de nouveau. Situation classique : « Qu'est-ce que j'ai fait des clés ? » Certaines personnes revivent mentalement à l'envers leurs diverses occupations. Voilà une stratégie qui ne marche pas à tous les coups.

Une autre stratégie beaucoup plus simple et surtout bien plus efficace consiste à « photographier » mentalement le petit espace, l'endroit et les objets petits ou gros qui définissent cet espace dans lequel on pose ses clés.

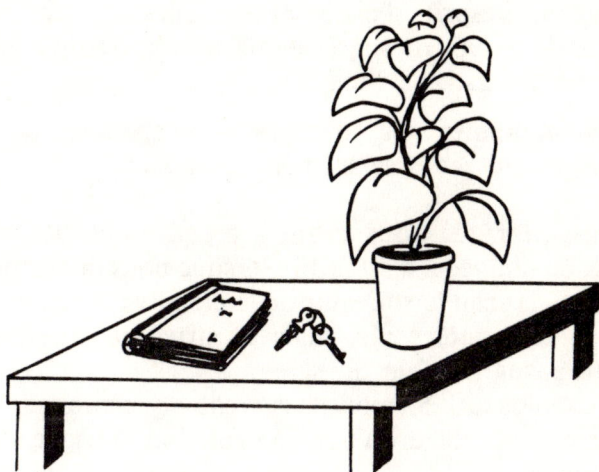

« Je pose mes clés sur la table basse du salon, entre le livre et la plante. »

Cet endroit constitue une structure, une configuration visuo-spatiale dans laquelle on insère consciemment et non machinalement l'information « clés ». Nous parlons de structure ou configuration, parce que tout endroit, toute place sont définis par un haut, un bas, une gauche, une droite, un devant, un derrière, un dessus, un dessous... Au moment où l'on pose ses clés, il faut donc photographier mentalement la structure « livre-clé-plante » sur la table du salon. Il s'agit d'une démarche consciente qui ne prend pas beaucoup de temps. Cette démarche ne prend que le temps du geste qui consiste à poser ses clés sur une table. Il s'agit donc d'une attitude qu'il faut essayer d'automatiser,

101

c'est-à-dire d'en faire une sorte de réflexe mental qui se mettra en œuvre lorsque l'information à retenir nous paraîtra utile, importante, ou présentera quelque intérêt pour nous. Certaines personnes ont déjà, « naturellement », l'esprit d'observation. Elles bénéficieront moins de ce type de stratégie que celles qui sont « naturellement » dans la lune.

Photographier une structure visuo-spatiale est une stratégie qui renforce la mémorisation.

Aussi, lorsque nous avons à prendre nos clés pour sortir de nouveau, c'est-à-dire lorsque nous demandons à notre cerveau le souvenir de la clé, il va afficher non pas la clé toute seule, mais la structure « livre-clé-plante » sur la table du salon.

Il est plus difficile pour le cerveau de mémoriser une information isolée qu'une information intégrée dans un contexte.

– Nous avons pris l'exemple des clés. Nous aurions pu choisir n'importe quel autre objet (lunettes, chapeau, sac à main, courrier, dossier...).

Exercices de rappel

Concernant la mémoire visuelle spontanée et la mémoire visuelle volontaire :

– retrouver de mémoire les objets des exercices :

de la page 81

de la page 93.

Dans votre vie quotidienne, exercez-vous également à appliquer ces trois principes pédagogiques :

– Construire l'espace en prenant des points de repère.

Par exemple :

– reconstituer la répartition des rayons dans la grande surface où vous allez habituellement faire vos achats ;

– reconstituer la batterie de boîtes aux lettres de votre lieu d'habitation, avec un nom sur chaque boîte.

– « Photographier » mentalement des configurations visuo-spatiales.
Par exemple :

– le salon, chez un certain nombre de personnes que l'on fréquente. Cherchez à replacer avec précision le poste de télévision, les fauteuils, les tableaux aux murs, etc ;

– dans le lieu de travail, le bureau de tel ou tel responsable.

– Afficher des souvenirs à partir des images fabriquées.
Par exemple :

– reconstituer le trajet du transport en commun que vous empruntez habituellement, avec le nom des stations ou encore les rues successives ;

– représentez-vous mentalement, schématiquement les affiches publicitaires rencontrées au cours de notre journée ;

– imaginer ce que font vos amis, vos collègues, à la minute présente et dans leur environnement du moment.

– les divers pays d'Europe, puis du monde, tels que vous les avez si souvent vus sur une carte ;

– les voitures des amis et connaissances et indiquer leur couleur ;

– les tenues habituellement portées par ces amis et connaissances ;

– la façade et l'aménagement intérieur des restaurants que l'on fréquente.

Afficher les souvenirs de tout autre type d'information vous concernant ou représentant un quelconque intérêt.

3

IMAGES ASSOCIÉES

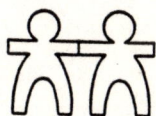

Force *

– Regardez les couples d'objets de la page ci-contre ☞

– Puis tournez cette page.

Éléments Force *

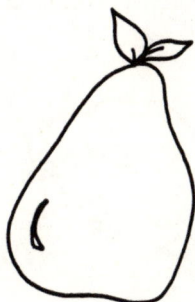

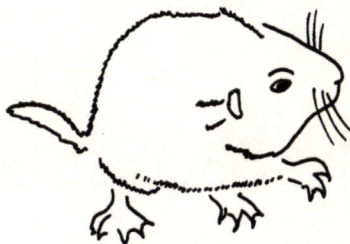

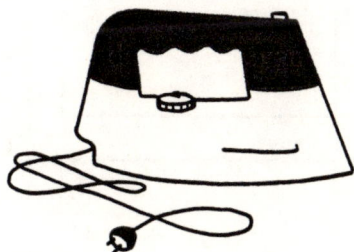

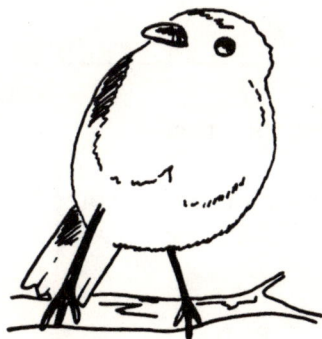

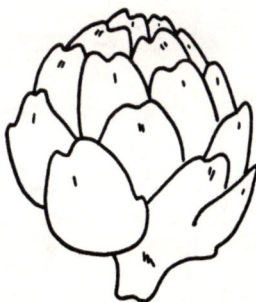

Exercice Force *

– Retrouvez l'objet manquant et inscrivez-le à sa place *.

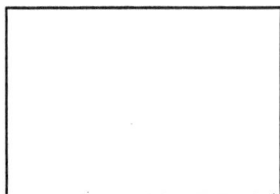

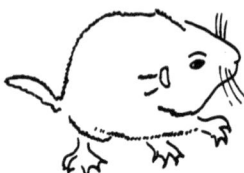

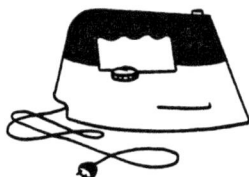

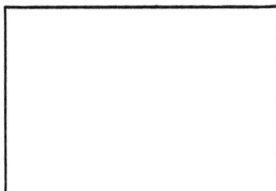

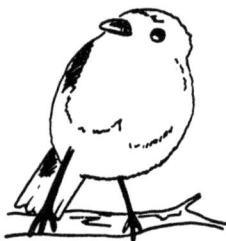

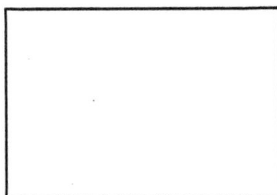

Il se peut que vous ayez tout trouvé.

Vous pouvez aussi choisir un exercice Force **.
– Regardez les couples d'objets de la page ci-contre ☞

– Puis tournez cette page.

---

* Vous pouvez soit inscrire son nom, soit simplement vous le représenter mentalement.

Éléments Force **

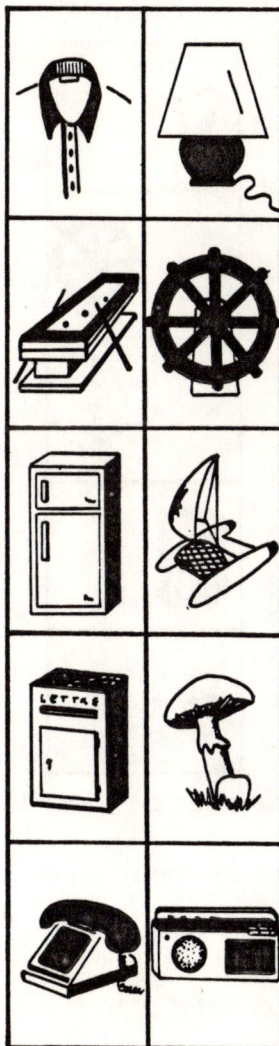

Exercice Force **

– Retrouvez l'objet manquant et inscrivez-le à sa place * :

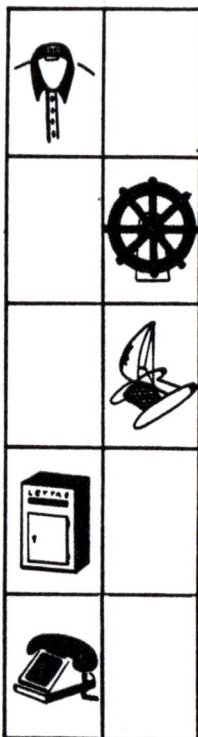

Il se peut que vous ayez tout trouvé.

Vous pouvez aussi choisir un exercice Force *** :

– Regardez les couples d'objets de la page ci-contre ☞

– Puis tournez cette page.

---

* Vous pouvez soit inscrire son nom, soit simplement vous le représenter mentalement.

Éléments Force ***

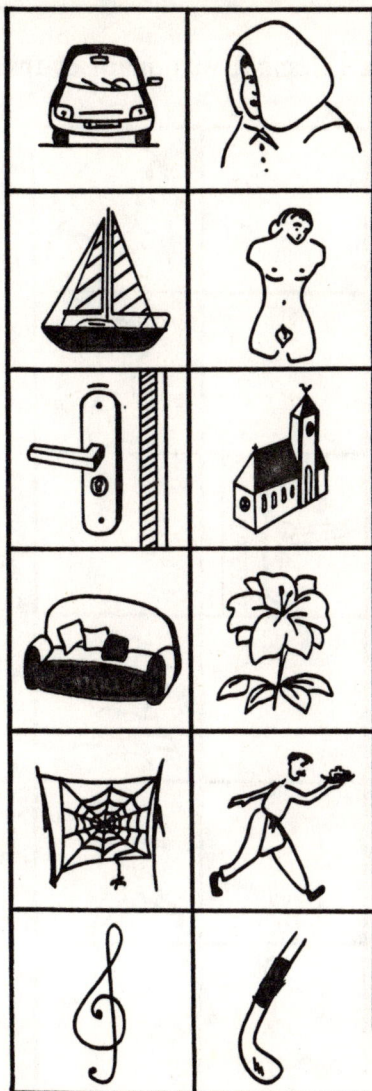

Exercice Force ***

Retrouvez l'élément manquant et inscrivez-le à sa place *.

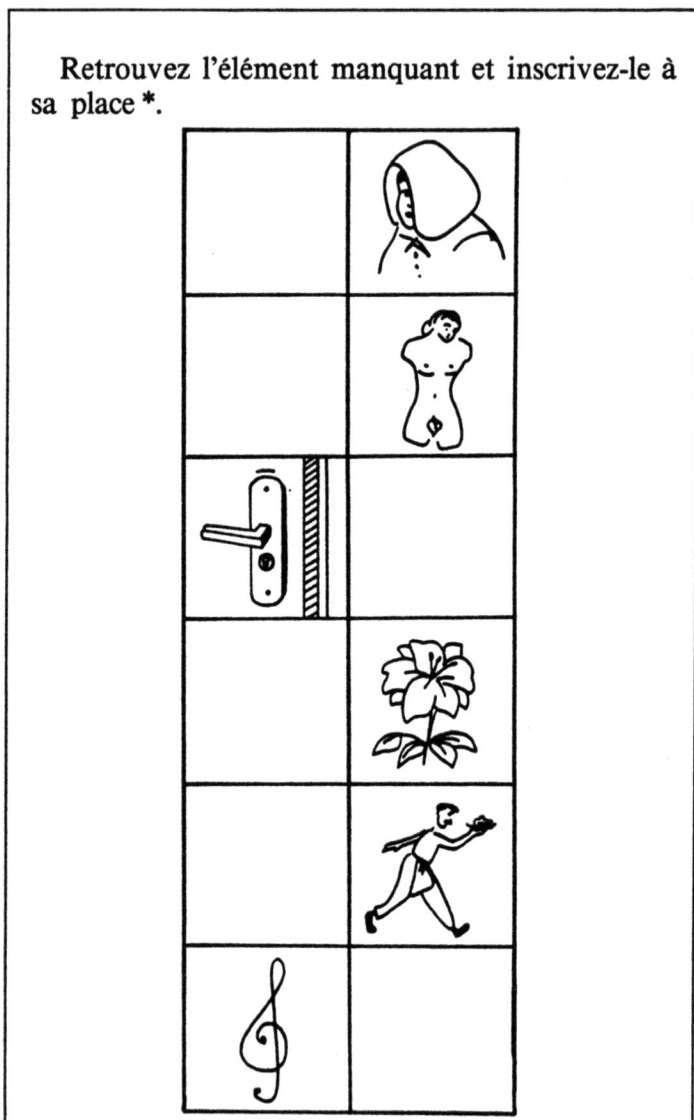

* Vous pouvez soit inscrire son nom, soit simplement vous le représenter mentalement.

Principes pédagogiques

Il est possible que vous ayez mémorisé tous les éléments, dans les trois catégories.

Il est plus probable que, quelle que soit la catégorie, vous en ayez oublié.

Il se peut aussi, inversement, que vous ayez « affiché » dans votre tête des éléments qui ne figuraient pas sur les pages.

Posez-vous les cinq questions de la page 87 (analyse des oublis).

Nous allons poursuivre par un autre exercice :

Cet exercice a pour but d'apprendre à traiter l'information en fabriquant des images associées, en élaborant des associations d'idées, qui vont consolider la mémoire.

L'association d'idées constitue une stratégie fondamentale pour l'efficacité de la mémoire et de l'intellect en général.

Les images de ces exercices ont été choisies au hasard. Elles ne comportent a priori aucune relation logique évidente. Il faut donc inventer un rapport, logique ou non, un petit scénario, une petite histoire, permettant d'associer les images et de les mémoriser. L'organisation structurale et fonctionnelle de notre cerveau et de notre univers psychique en général fait

113

qu'il est toujours possible d'établir une association, de trouver un lien entre des éléments qui semblent ne pas en avoir.

Force *

Regardez chacun des couples de la page ci-contre

Essayez d'imaginer une association, c'est-à-dire un rapport quelconque, une relation entre les deux éléments.

Retrouvez ensuite les éléments manquants.

Éléments Force *

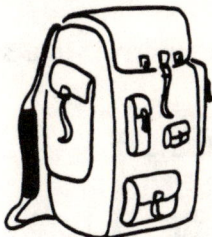

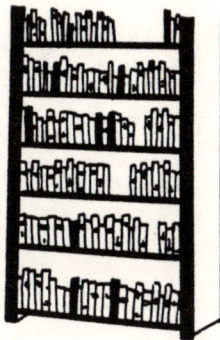

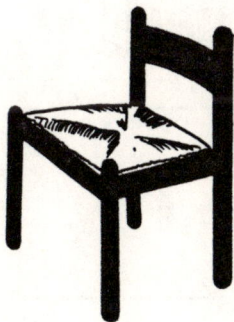

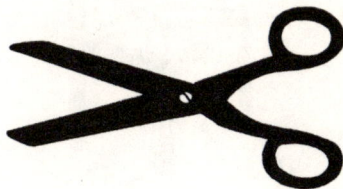

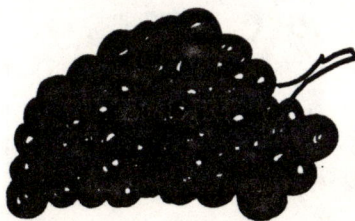

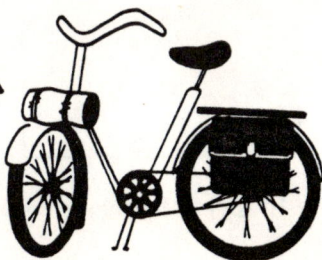

Exercice Force *

Retrouvez l'objet manquant et inscrivez-le à sa place :

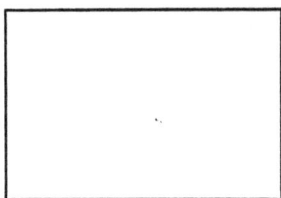

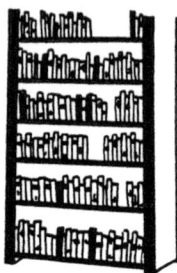

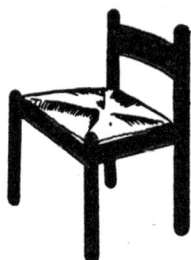

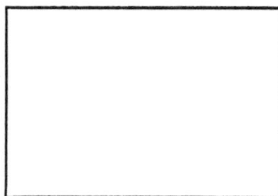

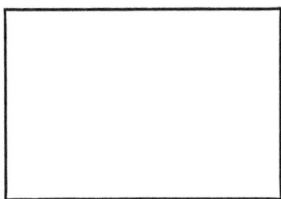

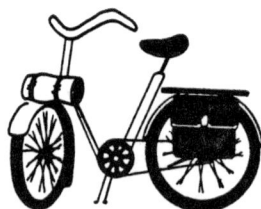

Il se peut que vous ayez tout trouvé.

Vous pouvez aussi choisir un exercice Force **. Regardez les couples d'objets de la page ci-contre ☞

– Puis tournez cette page.

Éléments Force **

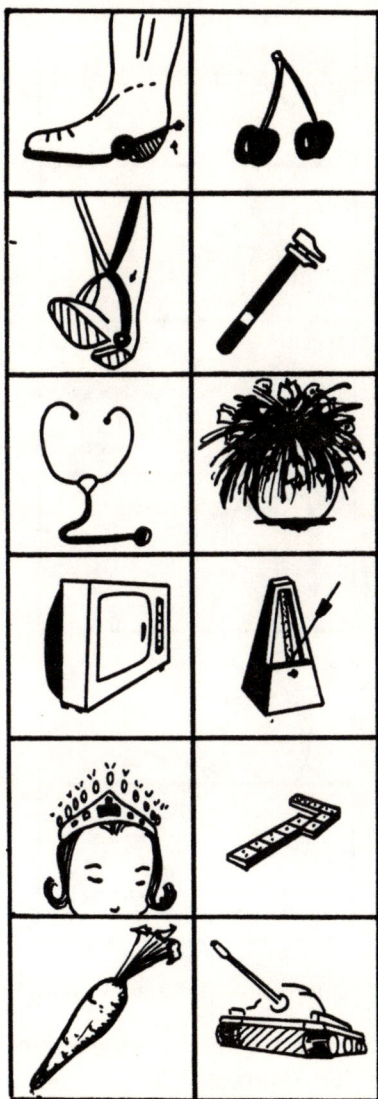

Exercice Force **

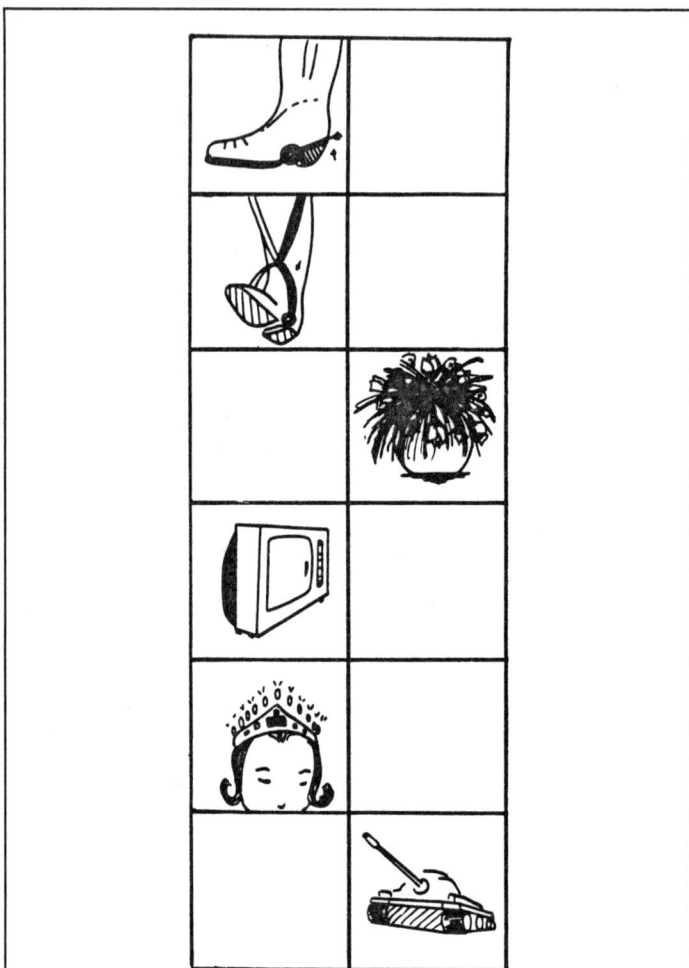

Il se peut que vous ayez tout trouvé.

Vous pouvez aussi choisir un exercice Force ***.
Regardez les couples d'objets de la page ci-contre ☞

– Puis tournez cette page.

Éléments Force ***

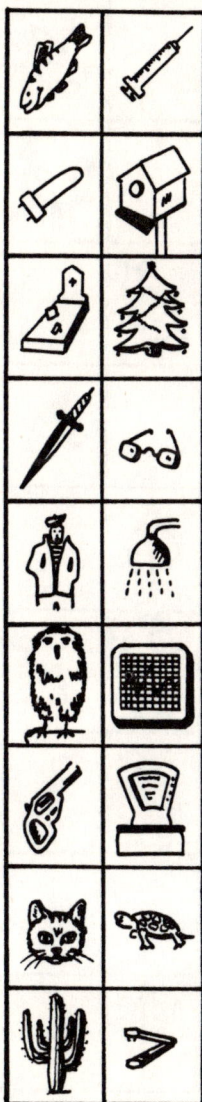

Exercice Force ***

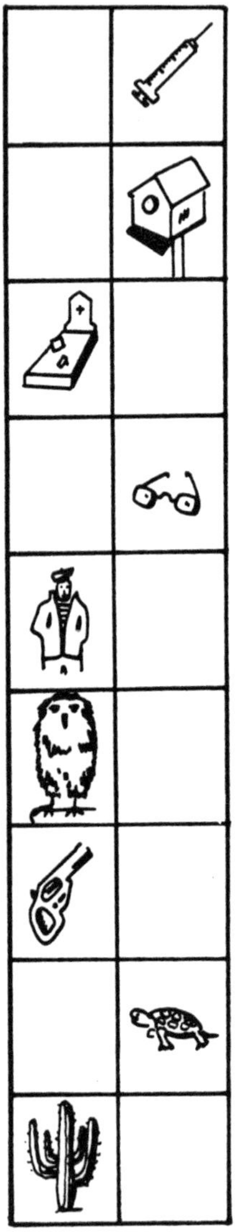

Principes pédagogiques

On élabore des associations d'idées à partir de **critères** qui dans la vie quotidienne constituent des **repères.**

Pour bien comprendre la notion fondamentale de **critère/repère**, prenons quelques exemples :

Supposons que vous soyez en possession d'un dossier dont la couverture est **bleue.** Supposons que vous égariez ce dossier. Si vous vous souvenez de la **couleur** de ce dossier, vous aurez plus de chances de le retrouver.

– La **couleur** constitue donc un **critère** qui dans la vie quotidienne constitue un **repère** qui permet d'organiser et de fixer les informations.

– La forme, la taille, la matière, le mouvement, la position, l'emplacement, l'usage, la ressemblance, la différence... des objets constituent d'autres critères qui donnent lieu à d'autres types de repères. Nous avons vu précédemment les repères spatiaux. Il s'agit de critères concrets, logiques, rationnels, auxquels nous pouvons ajouter des critères/concepts plus abstraits ou encore des critères imaginatifs, irrationnels, affectifs, que nous forgeons à partir de notre personnalité.

Je peux associer l'objet « artichaut » à l'objet « café

dans une cafetière », en fonction de leur couleur par exemple, le premier étant vert, le second noir.

Je peux aussi les associer en disant que l'artichaut est solide, le café liquide. Dans cette association, le critère utilisé est la matière.

Je peux encore dire que artichaut et café se consomment. J'utilise ici le critère « usage ». Si je dis qu'ils sont tous deux des produits de consommation, j'utilise comme critère un concept. J'utilise également un concept lorsque je dis d'une montre et d'une paire de lunettes que ce sont des accessoires. Je peux également dire : « J'ai besoin de mes lunettes pour lire l'heure ». Ce dernier critère est l'usage, c'est-à-dire quelque chose qu'on fait.

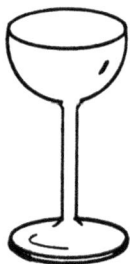

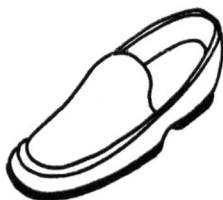

un verre   une chaussure

Je peux associer verre et chaussure de multiples façons :
– Le verre est en cristal, la chaussure, en cuir.
– L'image du verre à pied induit l'image d'un pied qui induit l'image d'une chaussure.

Je peux aussi associer ces deux objets à partir de critères farfelus, imaginatifs, en disant par exemple :
« Quand on a bu un coup de trop, on est à côté de ses pompes. »

Il n'existe pas en soi de critères plus efficaces que d'autres. Certains critères peuvent se révéler efficaces pour certaines personnes et inefficaces pour d'autres. Notre mode d'association dépend de notre organisation mentale, de nos habitudes de pensée, de nos activités professionnelles ou autres, de nos besoins, de notre personnalité. L'important est de connaître ces différents modes associatifs, et surtout de les diversifier, de passer d'un mode associatif à un autre, selon la situation. La plupart du temps, pour être efficace, nous devons combiner différents types d'association, mêler le rationnel à l'irrationnel. Certaines personnes, victimes de « monoculture », utilisent toujours les mêmes mots, raisonnent toujours sur le même mode... Ce phénomène s'appelle la *psychorigidité*. Ce sont bien souvent ces personnes qui ont du mal à s'adapter aux situations nouvelles, aux changements. A notre avis il s'agirait davantage d'une question de caractère que d'âge.

Il faut toutefois savoir que le vieillissement normal s'accompagne d'une perte au niveau de la souplesse, de la fluidité associatives et de l'adaptabilité en général. Plus le cerveau vieillit et moins il affiche spontanément d'images mentales. Ceci ne signifie nullement que le cerveau âgé soit incapable de fabriquer des images. Simplement, il en fabrique moins spontanément. Il faut bien évidemment relativiser ce dernier point en pensant que l'environnement social psycho-affectif joue un rôle majeur dans le maintien de l'activité cérébrale. De nombreux travaux ont démontré des corrélations positives entre l'environnement et les capacités d'apprentissage et de mémorisation. Plus l'environnement est stimulant, plus ces capacités peuvent se développer.

Ces exercices apprennent l'autostimulation. Tout le monde n'a pas la chance de bénéficier d'un milieu social ou psycho-affectif hyperstimulant. Il faut donc se créer ses propres stimulations. On y parvient plus facilement si on garde à fleur d'esprit la nécessité de l'activation cérébrale. Ces exercices nous apprennent donc à fabriquer des images dont nous connaissons maintenant le rôle dans le traitement des informations en vue de leur consolidation et de la facilité de leur récupération.

Les applications dans la vie quotidienne

En quoi cette fabrication d'images associées peut-elle nous aider dans la vie quotidienne?

L'utilisation d'images associées est efficace dans un grand nombre de comportements quotidiens. Voici quelques exemples de situations :

– Imaginez que vous ayez à rapporter à quelqu'un, à un moment précis, un objet, une lettre, un livre, un appareil... Pour ne pas oublier de le faire, on peut imaginer à l'avance le scénario suivant : on « voit » l'objet en question en train de sauter dans son sac à main, sa serviette, sa valise..., au moment où l'on s'apprête à partir. Il s'agit bien sûr d'une situation irréelle, qui n'en n'est pas moins efficace. Pour ce type de mémoire, qu'on appelle **la mémoire prospective**, c'est-à-dire la mémoire des projets, la mémoire de ce qu'on a à faire, l'essentiel est de programmer ce scénario, au préalable, au moment où on prend la décision d'accomplir le projet.

– Dans cette situation nous avons utilisé le critère « mouvement », à partir d'un scénario irrationnel, mais qui frappe l'attention.

Autre situation :

– J'ai fait mes courses hier, mais j'ai oublié d'acheter deux choses : du faux sucre et des piles pour mon poste transistor. Je peux faire une association d'idées entre ces deux objets à partir de notions de poids et de matière par exemple. Le faux sucre induit une image de légèreté (par association à la notion de régime, d'obésité) et la pile une image de dureté. Que cette association soit un peu « tirée par les cheveux » n'a aucune importance, l'essentiel étant qu'elle constitue un point de départ pour l'imagination.

Remarque :

Il arrive à tout le monde d'élaborer des associations d'idées efficaces, sans forcément en connaître la logique, sans toutes ces connaissances sur les notions de critères/repères. Nous évoluons sur terre, nous marchons, nous courons..., sans nécessairement avoir à maîtriser les lois de la pesanteur. On peut donc avoir une excellente mémoire sans en comprendre le fonctionnement et s'en contenter. Toutes ces explications intéressent les personnes soucieuses de faire travailler leur mémoire volontaire et sont alors un « plus ».

Exercice de rappel

– Observez les éléments de la page 126.

– Utilisez toutes les stratégies apprises au cours de ce chapitre.

– Tournez la page (ou fermez le livre).

– Retrouvez de mémoire un maximum d'éléments.

– Recommencez plusieurs fois si nécessaire en vérifiant sur le livre et en analysant vos oublis.

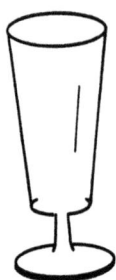
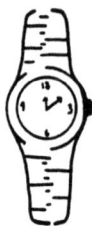
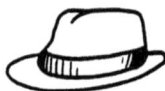
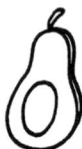
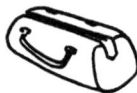
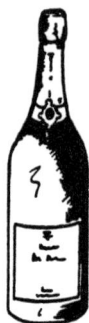
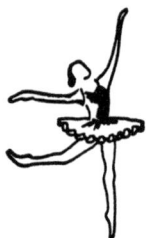
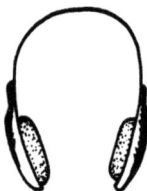
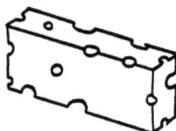
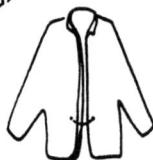
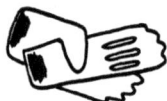
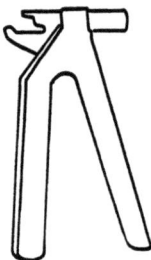
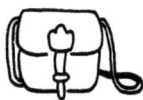
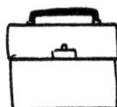
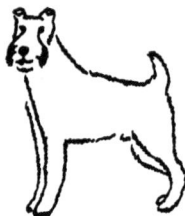
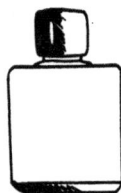
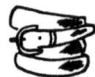
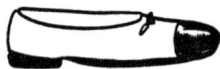
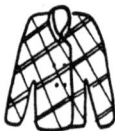
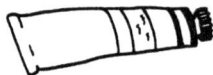

Module 2

L'IMAGERIE SÉMANTIQUE

1. ORGANISATION VERBALE

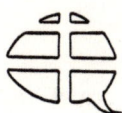

2. VOCABULAIRE ET PENSÉE

3. MÉMOIRE DES NOMS PROPRES

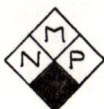

4. MÉMOIRE AUDITIVE
(ou mémoire d'informations entendues)

Nous avons vu, au cours du chapitre consacré au fonctionnement cérébral, que la mémoire était indissociable de la sémantique : nous attribuons un sens, une signification à ce que nous percevons, à ce que nous nous représentons mentalement, aux événements que nous vivons. L'image mentale est visuelle, mais aussi verbale. Tout objet de perception ou de représentation mentale porte un nom, est désigné par un concept. Tous les mots ont une double fonction : ils sont signifiants et signifiés.

On appelle mémoire sémantique la mémoire des connaissances culturelles conceptuelles et linguistiques. La sémantique intervient donc dans la représentation des objets, mais également des faits, des situations, des événements. C'est dire l'importance de l'imagerie sémantique dans l'efficacité du fonctionnement cognitif en général.

1
ORGANISATION VERBALE

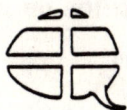

Force *

– Découvrez les éléments réunis dans la page ci-contre ☞

– Lisez les 5 mots de la colonne 1.

– Cachez la colonne 1.

– Retrouvez les mots de la colonne 1 à partir des abréviations de la colonne 2.

– Cachez les colonnes 1 et 2, puis 1, 2 et 3 et procédez de la même façon que précédemment. Les abréviations de la colonne 4 sont présentées dans le désordre.

Une abréviation constitue un indice de récupération.

Éléments Force *

1	2	3	4
FAUTEUIL	FAUT	FAU	CNP
MANTEAU	MANT	MAN	OBJ
OBJECTIVITÉ	OBJCT	OBJ	HDL
HIRONDELLE	HDLE	HDL	MAN
CANAPÉ	CANP	CNP	FAU

Tournez la page et retrouvez de mémoire un maximum de mots.

Exercices Force *

Écrivez les mots dont vous vous souvenez.

Analysez vos oublis.

Si vous avez mémorisé tous les mots, vous pouvez tenter l'exercice Force **, page ci-contre ☞

– Lisez les 10 mots de la colonne 1.

– Cachez la colonne 1.

– Retrouvez les mots de la colonne 1 à partir des abréviations de la colonne 2.

– Cachez les colonnes 1 et 2, puis 1, 2 et 3 et procédez de la même façon que précédemment. Les abréviations de la colonne 4 sont présentées dans le désordre.

Éléments Force **

1	2	3	4
FAUTEUIL	FAUT	FAU	TRL
MANTEAU	MANT	MAN	BTQ
OBJECTIVITÉ	OBJCT	OBJ	VTM
HIRONDELLE	HDLE	HDL	OBJ
CAPANÉ	CANP	CNP	DMT
CORBEAU	CORB	CRB	AGV
HONNÊTETÉ	HNTT	HNT	MAN
VÊTEMENT	VTMT	VTM	CRB
DISSIMULATION	DSML	DMT	HNT
BIBLIOTHÈQUE	BBTQ	BTQ	CNP
AGRESSIVITÉ	AGSV	AGV	HDL
TOURTERELLE	TTRL	TRL	FAU

Tournez la page et retrouvez de mémoire un maximum de mots.

Exercice Force **

Écrivez les mots dont vous vous souvenez.

Analysez vos oublis.

Si vous avez mémorisé tous les mots, vous pouvez tenter l'exercice Force ***, page ci-contre ☞

– Lisez les 20 mots de la colonne 1.

– Cachez la colonne 1.

– Retrouvez les mots de la colonne 1 à partir des abréviations de la colonne 2.

– Cachez les colonnes 1 et 2, puis 1, 2 et 3 et procédez de la même façon que précédemment. Les abréviations de la colonne 4 sont présentées dans le désordre.

Éléments Force***

1	2	3	4
FAUTEUIL	FAUT	FAU	CLB
MANTEAU	MANT	MAN	CLC
OBJECTIVITÉ	OBJCT	OBJ	TRL
HIRONDELLE	HDLE	HDL	RGT
CANAPÉ	CANP	CNP	FAU
CORBEAU	CORB	CRB	MAN
HONNÊTETÉ	HNTT	HNT	PTL
VÊTEMENT	VTMT	VTM	CMS
DISSIMULATION	DSML	DMT	BTQ
BIBLIOTHÈQUE	BBTQ	BTQ	BRC
AGRESSIVITÉ	AGSV	AGV	JLS
TOURTERELLE	TTRL	TRL	VTM
PANTALON	PANT	PTL	CRB
JALOUSIE	JLSI	JLS	CNP
CHEMISIER	CMIS	CMS	HNT
BERCEUSE	BERC	BRC	AGV
TOLÉRANCE	TLRC	TLC	DMT
COLOMBE	COLB	CLB	HDL
CALEÇON	CLCN	CLC	TLC
RÉFRIGÉRATEUR	RFGT	RGT	OBJ

Tournez la page et retrouvez de mémoire un maximum de mots.

Exercice Force ***

Écrivez les mots dont vous vous souvenez :

Analysez vos oublis.

Observations :

Au cours de cet exercice, vous avez certainement constaté que les mots présentés pouvaient être regroupés en 4 catégories sémantiques :

meubles

FAUTEUIL
CANAPÉ
BIBLIOTHÈQUE
RÉFRIGÉRATEUR
BERCEUSE

oiseaux

HIRONDELLE
TOURTERELLE
CORBEAU
COLOMBE

vêtements

PANTALON
CHEMISIER
CALEÇON
VÊTEMENT
MANTEAU

sentiments

OBJECTIVITÉ
AGRESSIVITÉ
DISSIMULATION
TOLÉRANCE
HONNÊTETÉ
JALOUSIE

Passons à un autre exercice d'organisation verbale.

À partir des abréviations, retrouvez le mot initial, puis trouvez un second mot, comportant ces mêmes abréviations.

Exemple :
PTL = PANTALON et comme second mot : PAS-TORAL

Force*

– Lisez les 20 abréviations de la colonne 1 ci-contre ☞

– Retrouvez le mot initial, à inscrire colonne 2.

– Trouvez un second mot, comportant les mêmes abréviations, à inscrire colonne 3.

Éléments Force*

1	2	3
PTL	Pantalon	Pastoral
FAU		
MAN		
OBJ		
HDL		
CNP		
CRB		
HNT		
VTM		
DMT		
BTQ		
AGV		
TRL		
JLS		
CMS		
BRC		
TLC		
CLB		
CLC		
RGT		

Si vous avez réussi entièrement cet exercice, vous pouvez tenter l'exercice Force**, page ci-contre

– Lisez les 20 abréviations de la colonne 1.

– Retrouvez le mot initial, à inscrire colonne 2, ainsi que le second mot comportant les mêmes abréviations, à inscrire colonne 3.

– Trouvez un troisième mot, à placer colonne 4.

Exemple : PTL = PANTALON, PASTORAL, PISTOLET, PACTOLE, PÉTALE

Éléments Force**

1	2	3	4
PTL			
FAU			
MAN			
OBJ			
HDL			
CNP			
CRB			
HNT			
VTM			
DMT			
BTQ			
AGV			
TRL			
JLS			
CMS			
BRC			
TLC			
CLB			
CLC			
RGT			

Si vous avez réussi entièrement cet exercice, vous pouvez tenter l'exercice Force***, page ci-contre☞

– Lisez les 20 abréviations de la colonne 1.

– Retrouvez le mot initial, à inscrire colonne 2, ainsi que le second et le troisième mots comportant les mêmes abréviations, à inscrire colonnes 3 et 4.

– Trouvez un quatrième mot, à placer colonne 5.

Exemple :
PTL = PANTALON, PASTORAL, PISTOLET, PACTOLE, PÉTALE, PASTILLE

Éléments Force***

1	2	3	4	5
PTL				
FAU				
MAN				
OBJ				
HDL				
CNP				
CRB				
HNT				
VTM				
DMT				
BTQ				
AGV				
TRL				
JLS				
CMS				
BRC				
TLC				
CLB				
CLC				
RGT				

Principes pédagogiques

Vous pouvez choisir de vous borner à faire l'exercice Force * puis d'attendre quelques heures, voire quelques jours, avant de passer aux Forces ** puis ***.

Vous serez alors étonné de constater qu'il est assez facile au cerveau de mémoriser un nombre considérable de mots, à partir du moment où ces mots sont organisés, associés, d'une manière ou d'une autre.

C'est ainsi que dans ces mêmes laps de temps, vous pourrez essayer de vous remettre en mémoire tous les mots qui ont fait l'objet de vos apprentissages. Là encore, le résultat vous surprendra sans doute.

Se remettre en mémoire, après un certain temps, des informations est un exercice qui sollicite la mémoire différée. Il s'agit d'un type de mémoire à long terme. Certains chercheurs considèrent que la mémoire différée, mise en œuvre après une phase de consolidation biochimique, est de meilleure qualité que la mémoire immédiate.

Nous avons également vu au cours du chapitre précédent qu'il était plus facile de mémoriser une information traitée dans un contexte qu'une information isolée.

Ce principe pédagogique s'applique également à cet

144

exercice. Il est plus facile de retenir 20 mots classés dans des catégories que 20 mots isolés.

La classification est une stratégie de mémorisation. C'est un mode efficace de traitement des informations.

C'est ce que nous allons voir dans l'exercice qui va suivre.

Essayez d'inscrire page ci-contre ☞

– les 20 mots qui ont été utilisés dans les exercices précédents, mais en les classant selon les 4 catégories que nous avons également vues.

Autre exercice, faisant appel à la stratégie de la classification.

Force *

– Dès la première lecture des mots de la page ci-contre ☞

Essayez de repérer les catégories possibles *.

---

* Les solutions se trouvent page 154.

Éléments Force *

NATATION
CERISE
PIANO
VERT
PAMPLEMOUSSE
VIOLON
BLEU
FOOTBALL
TROMPETTE
VIOLET
ATHLÉTISME
NOYAU
ORANGE
HORS JEU
CHÂTAIGNE
PARTITION
KARATÉ
CLÉMENTINE
CONTREBASSE
GRIS
PULPE
NOTE
MARRON
ARBITRE

Il se peut que vous ayez tout trouvé.
Vous pouvez aussi choisir un exercice Force **.

Force **

– Dès la première lecture des mots de la page ci-contre ☞

Essayez de repérer les catégories possibles *.

---

* Les solutions se trouvent page 154.

Éléments Force **

CHÊNE
COLOMBE
MANTEAU
COLÈRE
ALOUETTE
HÊTRE
COL
PLAISIR
VESTON
PLUMAGE
ANXIÉTÉ
PEUPLIER
JOIE
PANTALON
PIE
SAULE
PULL-OVER
IRRITATION
MOINEAU
TILLEUL
PEINE
GILET
NID
CHÂTAIGNIER

Il se peut que vous ayez tout trouvé.
Vous pouvez aussi choisir un exercice Force ***.

Force ***

– Dès la première lecture des mots de la page ci-contre ☞

Essayez de repérer les catégories possibles *.

---

* Les solutions se trouvent page 154.

Éléments Force ***

TRANSFERT
MASQUES
VOTE
NAISSANCE
BALZAC
BÉBÉ
ASSEMBLÉE
SERPENTINS
COMPLEXE
FLAUBERT
FLONS-FLONS
SCRUTIN
ACCOUCHEMENT
NÉVROSE
TOLSTOÏ
RÉFÉRENDUM
BRASSIÈRE
KIPLING
CONFETTIS
DIVAN
CARNAVAL
SÉNAT
HYSTÉRIE
BIBERON
LONDON
INHIBITION
BAL
BALLOTTAGE
DICKENS
FORCEPS

Solutions des exercices

Force *

sport	fruits	musique	couleurs
NATATION	CERISE	PIANO	VERT
FOOTBALL	PAMPLEMOUSSE	VIOLON	BLEU
ATHLÉTISME	NOYAU	TROMPETTE	VIOLET
HORS JEU	CHÂTAIGNE	PARTITION	ORANGE
KARATÉ	CLÉMENTINE	CONTREBASSE	GRIS
ARBITRE	PULPE	NOTE	MARRON

Force **

sentiments	vêtements	oiseaux	arbres
COLÈRE	MANTEAU	COLOMBE	CHÊNE
PLAISIR	COL	ALOUETTE	HÊTRE
ANXIÉTÉ	VESTON	PLUMAGE	PEUPLIER
JOIE	PANTALON	PIE	SAULE
IRRITATION	PULL-OVER	MOINEAU	TILLEUL
PEINE	GILET	NID	CHÂTAIGNIER

Force ***

psychologie	fêtes	politique
TRANSFERT	MASQUE	VOTE
COMPLEXE	SERPENTINS	ASSEMBLÉE
NÉVROSE	FLONS-FLONS	SCRUTIN
DIVAN	CONFETTIS	RÉFÉRENDUM
HYSTÉRIE	CARNAVAL	SÉNAT
INHIBITION	BAL	BALLOTTAGE

maternité	romanciers
NAISSANCE	BALZAC
BÉBÉ	FLAUBERT
ACCOUCHEMENT	TOLSTOÏ
BRASSIÈRE	KIPLING
BIBERON	LONDON
FORCEPS	DICKENS

Observations et conseils

Tous les exercices que nous venons de voir répondent au triple objectif du PAC :

– **neurobiologique**, puisque l'exercice suscite un effort d'attention-concentration, ce qui permet d'augmenter l'activité cérébrale

– **psychotechnique**, puisqu'en pratiquant l'exercice, on a recours aux stratégies apprises

– **psychologique**, puisque l'exercice est une occasion de découvrir ses propres ressources cognitives, de constater l'existence de capacités et, de ce fait, de reprendre confiance en soi et de gagner un peu d'assurance.

Après chaque exercice, analysez vos oublis, vos éventuelles interférences.

Effectuez le nombre d'essais qui vous sembleront nécessaires à la mémorisation de tous les mots.

Ces exercices peuvent s'avérer faciles pour les uns, difficiles pour les autres. Il s'agit toujours d'une question d'entraînement. Les personnes qui s'adonnent quotidiennement aux mots croisés (par exemple) ont beaucoup plus de facilité que celles qui ne pratiquent jamais ce type d'exercice.

Mais peu importe la performance, nous l'avons dit :

l'essentiel pour chacun est de repérer ses points faibles et de souhaiter y remédier.

La classification tout comme l'association d'idées sont des activités intellectuelles. Elles sont indissociables du langage et de la mémoire. Plus facilement on découvre des relations entre des mots, plus facilement on peut les regrouper en catégories, plus facilement on peut les apprendre et les restituer. Plus le lexique (stock de mots) est étendu, plus le vocabulaire est riche, plus grande est l'aisance verbale, plus fluides sont l'expression orale et l'expression écrite. Or nous savons qu'un mot contient une idée. Par conséquent, plus le langage est riche, plus la pensée est dense.

Nous abordons ici le problème des relations inextricables entre le langage et la pensée. Apprendre à s'exprimer, c'est aussi apprendre à penser. Apprendre à penser, c'est aussi apprendre à s'exprimer. « Ce qui se conçoit bien s'énonce clairement et les mots pour le dire arrivent aisément » (Boileau). Lorsqu'on dispose d'un lexique très vaste, on peut y puiser le terme exact pour désigner un objet précis, signifier une pensée précise. Richesse du vocabulaire et rigueur de la pensée vont donc de pair. Nous aurons l'occasion de revenir sur ce point, au cours du chapitre consacré au vocabulaire.

Tous les exercices verbaux présentés dans ce chapitre ont pour objectif de se familiariser avec la notion de codage verbal, afin d'entretenir et de développer le lexique, de favoriser l'aisance verbale, d'apprendre à penser avec rigueur et précision. Plus on maîtrise les mots, plus on gagne en facilité d'expression, moins on craint les « trous », « les manques du mot », moins on utilise « chose », « machin », « bidule »... etc.

L'aisance verbale contribue aussi à la confiance en soi, à l'assurance personnelle. Inversement, en situation de stress, lorsque nous ne pouvons nous contrôler d'un point de vue émotionnel, il nous arrive de bafouiller, de bégayer, de ne pas trouver les mots dont nous avons besoin au moment où nous en avons besoin. Il est raisonnable de penser qu'en situation difficile, lorsque le mot recherché ne vient pas à l'esprit, si on dispose d'un stock de mots important, on aura plus facilement recours à un synonyme que si le vocabulaire est pauvre au départ.

Tous les exercices verbaux ont aussi pour objectif d'entretenir et de renforcer l'orthographe et la syntaxe. Les exercices du type « 1 a » sont recommandés de ce point de vue car les abréviations proposées incitent à visualiser le mot initial, le mot dans son intégralité. Ils pourraient contribuer efficacement à l'apprentissage d'une langue étrangère, en particulier chez les enfants : Dans ce cas, les mots et leurs abréviations pourraient être présentés en anglais, en espagnol... Ce type d'exercice permet de faire « coup double » : entretenir ou acquérir du vocabulaire, et apprendre en même temps les stratégies de la classification, des associations visuelles et verbales, pour renforcer la mémorisation.

À partir d'un certain âge la difficulté à trouver ses mots s'accentue. On se plaint de dire un mot à la place d'un autre. Le phénomène du « mot sur le bout de la langue » est bien connu. La plupart du temps, le mot revient plus tard, lorsqu'on a l'esprit reposé. Ce phénomène s'accentue avec le stress ou la fatigue. Il s'agit d'un phénomène extrêmement variable d'un individu à l'autre. Mais là encore plus la fonction verbale est exercée et développée, plus on a de chances de la garder performante au cours du vieillissement normal et en cas de pathologie cérébrale, plus on a de ressources pour compenser les troubles.

2

VOCABULAIRE ET PENSÉE

Les exercices de ce chapitre ont pour but d'accroître l'aisance verbale, la richesse et la précision de la pensée dans les conversations, les rédactions, le courrier, les conférences, les discours..., mais aussi dans les lectures. Plus on connaît de mots, mieux on s'exprime, mais aussi plus vite on lit, plus facilement on comprend.

Dans les pages suivantes, nous vous proposons des fiches de vocabulaire. Il s'agit de séries d'expressions à mémoriser. Certaines expressions sont très courantes, d'autres le sont moins. Certaines apparaîtront sophistiquées, châtiées aux uns, et tout à fait ordinaires aux autres. Cette diversité est voulue. Elle répond à la diversité de notre auditoire, de nos interlocuteurs... Nous ne nous adressons pas de la même façon aux enfants, aux adultes jeunes ou âgés, aux personnes peu instruites ou bardées de diplômes. Nous adaptons donc notre vocabulaire aux personnes qui nous écoutent. De toute façon, même s'il nous arrive de penser que telle ou telle expression est compliquée ou sophistiquée, il ne faut pas oublier que nous pouvons être amenés à l'entendre à la radio, à la télévision, dans une conversation ou à la lire. Il arrive quelquefois que nous perdions le fil d'une conversation, parce que notre interlocuteur a utilisé un terme que nous ne connaissons pas, ou dont nous ne sommes pas sûrs de la signification, ou que nous interprétons de travers, lui attribuant un sens erroné.

Les exercices de vocabulaire nous entraînent à mieux faire face à ce type de difficultés.

Ces exercices sont des modèles, à partir desquels vous pouvez construire vos propres fiches, en sélectionnant des expressions qui vous conviennent, qui correspondent à vos besoins, à vos centres d'intérêt ou à votre personnalité.

– La pratique régulière de ce type d'exercices montre qu'au départ, on apprend l'expression telle qu'elle est proposée sur la fiche et qu'au bout d'un certain temps, on peut jongler avec les mots, attribuer au substantif d'une expression X l'adjectif d'une expression Y. Cet exercice permet de découvrir la puissance du langage, le caractère illimité du potentiel verbal.

Entraînez-vous à mémoriser 10 expressions par semaine ou par jour, selon vos motivations à l'égard de ce type d'exercice, selon vos besoins. Cet exercice, s'il est pratiqué régulièrement, peut rendre de précieux services aux étudiants, aux personnes dont l'outil de travail est le langage (avocats, journalistes, représentants...), à toute personne soucieuse de bien s'exprimer.

Je suggère aussi que vous lisiez chacune des fiches le soir, au coucher, et le matin, au réveil, de vous remettre en mémoire les expressions. Un bon sommeil renforce la mémorisation.

Utilisez les expressions apprises dans vos conversations, dans le courant de la journée, de la semaine, et naturellement ultérieurement toutes les fois où l'opportunité se présentera.

Bien s'exprimer est un *plus*.

Exercices

– Lisez les 10 expressions de la page ci-contre☞

– Tournez la page et complétez ces expressions.

– Retrouvez ensuite ces 10 expressions de mémoire.

– Trouvez des synonymes et des antonymes *.

– Élaborez 10 phrases comportant chacune ces expressions.

– Utilisez tous les termes (mots, adjectifs, etc.) dans vos conversations.

---

* C'est-à-dire des expressions ayant un sens opposé.

UNE INITIATIVE AUDACIEUSE

COMMETTRE UNE MALADRESSE IRRÉPA-
RABLE

PRENDRE LE TAUREAU PAR LES CORNES

PRENDRE LE CONTRE-PIED DE

ÊTRE D'UN CALME OLYMPIEN

L'ÉTAU SE RESSERRE

PRONONCER UNE PHRASE RITUELLE

UN ARÉOPAGE D'ARTISTES (ou de savants)

DES INTERROGATIONS MÉTAPHYSIQUES

S'ÉVADER DU QUOTIDIEN

UNE INITIATIVE ....

COMMETTRE.............................

PRENDRE ....

............LE ....DE

ÊTRE ....

............SE.........................

PRONONCER ....

UN...........D'ARTISTES ....

DES...................................

.............DU ....

Exercice

Trouvez, de mémoire, 10 mots composés commençant par « porte- ».

1..

2..

3..

4..

5..

6..

7..

8..

9..

10...

Ne tournez la page qu'après avoir trouvé ces 10 mots composés.

Exemples

1 PORTE-BONHEUR

2 PORTE-À-FAUX

3 PORTE-BAGAGES

4 PORTE-DOCUMENTS

5 PORTE-MONNAIE

6 PORTE-PAROLE

7 PORTE-PLUME

8 PORTE-CLÉS

9 PORTE-CARTES

10 PORTE-FENÊTRE

Exercice

– Trouvez d'autres mots composés commençant par « porte- » :

Exercices

– Lisez les 10 expressions de la page ci-contre ☞

– Tournez la page et complétez ces expressions.

– Retrouvez ensuite ces 10 expressions de mémoire.

– Trouvez des synonymes et des antonymes.

– Élaborez 10 phrases comportant chacune ces expressions.

– Utilisez tous les termes (mots, adjectifs, etc.) dans vos conversations.

DANS UNE PERSPECTIVE IMMÉDIATE

DES REPARTIES FULGURANTES

IMMORTALISER L'ÉVÉNEMENT

UN REGARD FLAMBOYANT DE COLÈRE

PRÉFÉRER SA CARRIÈRE À SES CONVICTIONS

DES TRACTATIONS DE COULOIR

LA CONJONCTURE SOCIO-ÉCONOMIQUE

À TITRE POSTHUME

UNE MARGE DE MANŒUVRE ÉTROITE

BRÛLER SES DERNIÈRES CARTOUCHES

.............................IMMÉDIATE

DES REPARTIES...........................

..........................L'ÉVÉNEMENT

...............................DE COLÈRE

..............CARRIÈRE..................

...........................DE COULOIRS

.............SOCIO-.....................

.......TITRE............................

...............................ÉTROITE

......................DERNIÈRES........

Exercice

Trouvez de mémoire 10 expressions familières comportant le mot « dent » :

1..

2..

3..

4..

5..

6..

7..

8..

9..

10..

Ne tournez la page qu'après avoir inscrit ces expressions.

Exemples

1 AVOIR LES DENTS LONGUES

2 N'AVOIR RIEN À SE METTRE SOUS LA DENT

3 AVOIR LA DENT DURE

4 EN DENTS DE SCIE

5 NE PAS DESSERRER LES DENTS

6 CLAQUER DES DENTS .

7 LORSQUE LES POULES AURONT DES DENTS

8 PRENDRE LE MORS AUX DENTS

9 SE CASSER LES DENTS

10 AVOIR UNE DENT CONTRE QUELQU'UN

Exercices

– Fermez le livre.

– Retrouvez de mémoire les 10 expressions comportant le mot « dent ».

– Élaborez des phrases utilisant ces expressions.

– Employez-les dans vos conversations.

Exercices

– Lisez les 10 expressions de la page ci-contre ☞

– Tournez la page et complétez ces expressions.

– Retrouvez ensuite ces 10 expressions de mémoire.

– Trouvez des synonymes et des antonymes.

– Élaborez 10 phrases comportant chacune ces expressions.

– Utilisez tous les termes (mots, adjectifs, etc.) dans vos conversations.

PLUSIEURS CAS DE FIGURE SE PRÉSENTENT

AVOIR UNE COTE EN HAUSSE

BÉNÉFICIER D'UNE CONJONCTURE FAVO-
RABLE

FAIRE PREUVE DE BONS SENS ET DE RÉALISME

ON VERRA SI LA NOUVELLE ANNONCÉE SERA
EFFECTIVE

PRENDRE DU GALON

FAIRE SAUTER LES VERROUS DU SYSTÈME

UN RETOUR DE FLAMME

POUR UN COUP D'ESSAI, CE FUT UN COUP DE
MAÎTRE

ÊTRE AU-DESSUS DE TOUT SOUPÇON

. . . . .CAS. . . . .

AVOIR. . . . .

. . . . .D'UNE . . . .

. . . . .DE . . . . .ET DE. . . . .

. . . . .NOUVELLE . . . . .

PRENDRE . . . .

. . . . .SAUTER . . . .

UN RETOUR . . . .

. . . . .COUP. . . . .

. . . . .DE TOUT. . . . .

.

Exercice

Trouvez 10 mots composés commençant par « garde- » :

....

1..

2..

3..

4..

5..

6..

7..

8..

9..

10...

Ne tournez la page qu'après avoir trouvé ces 10 mots composés.

Exemples

GARDE-CHASSE

GARDE-CHIOURME

GARDE-BARRIÈRE

GARDE-BOUE

GARDE-CÔTE

GARDE-FOU

GARDE-MALADE

GARDE-MEUBLE

GARDE-FREIN

GARDE-MANGER

Exercice

– Trouvez d'autres mots composés commençant par « garde- » :

Exercices

– Lisez les 10 expressions de la page ci-contre ☞

– Tournez la page et complétez ces expressions.

– Retrouvez ensuite ces 10 expressions de mémoire.

– Trouvez des synonymes et des antonymes.

– Élaborez 10 phrases comportant chacune ces expressions.

– Utilisez tous les termes (mots, adjectifs, etc.) dans vos conversations.

UN COMPORTEMENT RÉPRÉHENSIBLE

DANS DES CONDITIONS ABRACADABRANTES

ENTAMER UNE PARTIE DE BRAS DE FER

DÉCLINER UNE INVITATION

D'UNE GRANDE ACUITÉ INTELLECTUELLE

FAIRE DE L'OBSTRUCTION SYSTÉMATIQUE

S'INTERDIRE TOUT DOGMATISME

NE PAS ÉCHAPPER À LA CONTRAINTE DES FAITS

DES PROPOS DIFFAMATOIRES

UNE MINE DÉCONFITE

UN COMPORTEMENT.....................

.....................CONDITIONS ....

.............UNE PARTIE..................

.............UNE ....

.....GRANDE.............................

FAIRE DE ....

............TOUT.........................

.............ÉCHAPPER....................

DES PROPOS ....

UNE MINE ....

Exercice

Trouvez de mémoire 10 expressions familières comportant le mot « corps » :

1. ....
2. ....
3. ....
4. ....
5. ....
6. ....
7. ....
8. ....
9. ....
10. ....

Ne tournez la page qu'après avoir inscrit ces expressions.

Exemples

1 SE DONNER CORPS ET ÂME

2 AVOIR LE DIABLE AU CORPS

3 PLEURER TOUTES LES LARMES DE SON CORPS

4 À BRAS-LE-CORPS

5 CORPS À CORPS

6 GARDE DU CORPS

7 À SON CORPS DÉFENDANT

8 SE JETER À CORPS PERDU DANS...

9 LE CORPS ENSEIGNANT

10 UN CORPS DE BALLET

Exercices

– Fermez le livre.

– Retrouvez de mémoire les 10 expressions comportant le mot « corps ».

– Élaborez des phrases utilisant ces expressions.

– Employez-les dans vos conversations.

Exercices

– Lisez les 10 expressions de la page ci-contre ☞

– Tournez la page et complétez ces expressions.

– Retrouvez ensuite ces 10 expressions de mémoire.

– Trouvez des synonymes et des antonymes.

– Élaborez 10 phrases comportant chacune ces expressions.

– Utilisez tous les termes (mots, adjectifs, etc.) dans vos conversations.

UNE SITUATION AMBIGUË

UNE ENTRÉE FRACASSANTE

UN MINOIS RÉJOUI

ÊTRE UN OBJET DE CONVOITISE

POSSÉDER DES VERTUS CURATIVES

SE FAIRE LE PORTE-PAROLE DE

UNE FÉROCE EMPOIGNADE

LE CRI DU CŒUR

UNE HISTOIRE QUI VA DÉFRAYER LA CHRO-
NIQUE

UN PRODUIT « HAUT DE GAMME »

UNE SITUATION ....

UNE ENTRÉE............................

UN ....RÉJOUI

....OBJET......................................

............VERTUS......................

SE FAIRE...............................

UNE FÉROCE..........................

LE ....

............QUI VA ....

UN PRODUIT ....

Exercice

Trouvez 10 mots composés commençant par « sous- » :

1. . . . .
2. . . . .
3. . . . .
4. . . . .
5. . . . .
6. . . . .
7. . . . .
8. . . . .
9. . . . .
10. . . . .

Ne tournez la page qu'après avoir trouvé ces 10 mots composés.

Exemples

1 SOUS-PRÉFET

2 SOUS-MARIN

3 SOUS-LIEUTENANT

4 SOUS-FIFRE

5 SOUS-BOIS

6 SOUS-DÉVELOPPÉ

7 SOUS-ENTENDU

8 SOUS-SOL

9 SOUS-VÊTEMENT

10 SOUS-TRAITANT

Exercice

- Trouvez d'autres mots composés commençant par « sous- » :

Exercices

– Lisez les 10 expressions de la page ci-contre ☞

– Tournez la page et complétez ces expressions.

– Retrouvez ensuite ces 10 expressions de mémoire.

– Trouvez des synonymes et des antonymes.

– Élaborez 10 phrases comportant chacune ces expressions.

– Utilisez tous les termes (mots, adjectifs, etc.) dans vos conversations.

UNE DOUCEUR COMPASSÉE

EN VERTU DES POUVOIRS DÉVOLUS PAR LA FONCTION

UNE FOULE COMPACTE

ENTREPRENDRE AVEC DES FORTUNES DIVERSES

EN L'ÉTAT ACTUEL DES CONNAISSANCES

UN SOURIRE DÉSARMANT

JOUER LES APPRENTIS SORCIERS

SE TAILLER LA PART DU LION

DES ARGUMENTS QUI ONT LE POIDS DE LA LOGIQUE

MODÉRER SES AMBITIONS

Exercice

Trouvez de mémoire 10 expressions familières comportant le mot « porte » :

1...
2...
3...
4...
5...
6...
7...
8...
9...
10..

Ne tournez la page qu'après avoir inscrit ces expressions.

FAIRE DU PORTE-À-PORTE

PAYER UN PAS-DE-PORTE

ENFONCER UNE PORTE OUVERTE

RECEVOIR QUELQU'UN ENTRE DEUX PORTES

METTRE À LA PORTE

C'EST LA PORTE OUVERTE À TOUS LES ABUS

ENTRER PAR LA PETITE (ou la grande) PORTE

SE MÉNAGER UNE PORTE DE SORTIE

ÊTRE EN PORTE À FAUX

CLAQUER LA PORTE

ÉCOUTER AUX PORTES

FRAPPER À LA BONNE (ou la mauvaise) PORTE

Exercices

– Lisez les 10 expressions de la page ci-contre ☞

– Tournez la page et complétez ces expressions.

– Retrouvez ensuite ces 10 expressions de mémoire.

– Trouvez des synonymes et des antonymes.

– Élaborez 10 phrases comportant chacune ces expressions.

– Utilisez tous les termes (mots, adjectifs, etc.) dans vos conversations.

SE SITUER DANS LE DROIT-FIL DE

NON DÉNUÉ D'INTÉRÊT

UNE ARDEUR DIABOLIQUE

LAISSER UNE TRACE INDÉLÉBILE

UNE CONDUITE INQUALIFIABLE

REGARDER L'AVENIR DANS UN RÉTROVI-
SEUR

ROULER QUELQU'UN DANS LA FARINE

EN DÉPIT DE TOUT CE QU'ON POUVAIT
CRAINDRE

DES CERTITUDES TRANQUILLES

AVOIR L'ÂGE DE SES ARTÈRES

SE SITUER............................

NON................................

UNE................................

LAISSER............................

UNE CONDUITE ....

...........DANS UN ....

..........QUELQU'UN ....

.......DE TOUT CE...................

DES................................

.........ÂGE........................

Exercice

Trouvez 10 mots composés commençant par « contre- » :

1...
2...
3...
4...
5...
6...
7...
8...
9...
10..

Exemples

CONTRE-PIED

CONTRE-AMIRAL

CONTRE-PROJET

CONTRE-ENQUÊTE

CONTRE-RÉVOLUTION

CONTRE-FEU

CONTRE-ATTAQUE

CONTRE-ESPIONNAGE

CONTRE-ALLÉE

CONTRE-JOUR

Exercice

– Trouvez d'autres mots composés commençant par « contre » :

Exercices

– Lisez les 10 expressions de la page ci-contre ☞

– Tournez la page et complétez ces expressions.

– Retrouvez ensuite ces 10 expressions de mémoire.

– Trouvez des synonymes et des antonymes.

– Élaborez 10 phrases comportant chacune ces expressions.

– Utilisez tous les termes (mots, adjectifs, etc.) dans vos conversations.

PARLER À BÂTONS ROMPUS

UNE VOIX BRISÉE PAR L'ÂGE

COMMETTRE UNE ERREUR DE NOVICE

UN HOMME À POIGNE

UNE ŒUVRE INTEMPORELLE

CESSER LES POLÉMIQUES STÉRILES

PESER LE POUR ET LE CONTRE

DES MANIÈRES EMMIELLÉES

UN PERSONNAGE CASSANT ET REDOUTABLE

AVEC UNE PRÉCISION DE CHIRURGIEN

PARLER . . . . •

. . . . . . .VOIX . . . . •

COMMETTRE. . . . . •

UN HOMME. . . . . •

UNE ŒUVRE. . . . . •

CESSER . . . . •

. . .LE . . . . •

DES MANIÈRES. . . . . •

. . . . . . .CASSANT. . . . . •

AVEC UNE . . . . •

Exercice

Trouvez de mémoire 10 expressions familières comportant le mot « main » :

1. . . . .
2. . . . .
3. . . . .
4. . . . .
5. . . . .
6. . . . .
7. . . . .
8. . . . .
9. . . . .
10. . . . .

Ne tournez la page qu'après avoir inscrit ces expressions.

Exemples

AVOIR LA MAIN LESTE

À MAIN ARMÉE

AVOIR LE CŒUR SUR LA MAIN

BATTRE DES MAINS

DONNER UN COUP DE MAIN

PAYER DE LA MAIN À LA MAIN

AGIR DE MAIN DE MAÎTRE

PRENDRE À PLEINES MAINS

ÊTRE EN DE BONNES MAINS

FAIRE MAIN BASSE SUR...

Exercices

- Fermez le livre.

- Retrouvez de mémoire les 10 expressions comportant le mot « main ».

- Élaborez des phrases utilisant ces expressions.

- Employez-les dans vos conversations.

Exercices

- Lisez les 10 expressions de la page ci-contre ☞

- Tournez la page et complétez ces expressions.

- Retrouvez ensuite ces 10 expressions de mémoire.

- Trouvez des synonymes et des antonymes.

- Élaborez 10 phrases comportant chacune ces expressions.

- Utilisez tous les termes (mots, adjectifs, etc.) dans vos conversations.

DES RÉSULTATS ENCOURAGEANTS

DES PROPOS POLÉMIQUES

S'ENTENDRE COMME LARRONS EN FOIRE

UN TÉMOIGNAGE ACCABLANT

ON M'A INSTAMMENT PRIÉ DE...

FAIRE DANS LE MÉLO

SE MONTRER TRÈS SOURCILLEUX À L'ÉGARD DE...

UN CHARME RAVAGEUR

CE N'EST PLUS UNE RUMEUR, C'EST MAINTENANT OFFICIEL

D'UN GOÛT DOUTEUX

DES RÉSULTATS............................

DES PROPOS ....

.........LARRONS..........................

UN ....

....................PRIÉ DE............

.......DANS ....

SE MONTRER ....

.......CHARME..........................

...PLUS........MAINTENANT ....

D'UN ....

Exercice

Trouvez 10 mots composés commençant par « avant- » :

1..

2..

3..

4..

5..

6..

7..

8..

9..

10...

Ne tournez la page qu'après avoir inscrit ces expressions.

Exemples

AVANT-BRAS

AVANT-CENTRE

AVANT-COUREUR

AVANT-DERNIER

AVANT-GARDE

AVANT-GOÛT

AVANT-GUERRE

AVANT-HIER

AVANT-POSTE

AVANT-VEILLE

AVANT-PREMIÈRE

Exercice

– Trouvez d'autres mots composés commençant par « avant- » :

Exercices

– Lisez les 10 expressions de la page ci-contre ☞

– Tournez la page et complétez ces expressions.

– Retrouvez ensuite ces 10 expressions de mémoire.

– Trouvez des synonymes et des antonymes.

– Élaborez 10 phrases comportant chacune ces expressions.

– Utilisez tous les termes (mots, adjectifs, etc.) dans vos conversations.

PORTER AUX NUES

UNE INFRACTION À L'ORDRE PUBLIC

D'UNE SIMPLICITÉ ENFANTINE

ÇA M'EN A RIVÉ UN CLOU!

RIRE À GORGE DÉPLOYÉE

UNE PRUDENCE QUI CONFINE À L'IMMOBI-
LISME

ÊTRE SUR LE FIL DU RASOIR

METTRE HORS D'ÉTAT DE NUIRE

TRIER SUR LE VOLET

AVOIR LA REPARTIE FACILE

.... AUX...........................

UNE...

.... ENFANTINE.....

.....M'EN ....UN ....

......GORGE ....

............QUI ....A................

ÊTRE ....

.... HORS..............................

TRIER ....

.... REPARTIE....................

Exercice

Trouvez de mémoire 10 expressions familières comportant le mot « petit » :

1. ....
2. ....
3. ....
4. ....
5. ....
6. ....
7. ....
8. ....
9. ....
10. ....

Ne tournez la page qu'après avoir inscrit ces expressions.

Exemples

PETIT À PETIT, L'OISEAU FAIT SON NID

UNE PETITE MAIN

UN GAGNE-PETIT

PETIT-FILS

DU PETIT-BOIS

UN PETIT-BEURRE

À PETIT FEU

SE FAIRE PETIT

LES PETITES GENS

UNE PETITE AMIE

UN PETIT ESPRIT

À PETITS PAS

Exercices

– Fermez le livre.

– Retrouvez de mémoire les 10 expressions comportant le mot « petit ».

– Élaborez des phrases utilisant ces expressions.

– Employez-les dans vos conversations.

Exercices

– Lisez les 10 expressions de la page ci-contre☞

– Tournez la page et complétez ces expressions.

– Retrouvez ensuite ces 10 expressions de mémoire.

– Trouvez des synonymes et des antonymes.

– Élaborez 10 phrases comportant chacune ces expressions.

– Utilisez tous les termes (mots, adjectifs, etc.) dans vos conversations.

FAIRE AMENDE HONORABLE

UNE CADENCE INFERNALE

TENIR LE HAUT DE L'AFFICHE

UNE IMAGINATION FERTILE

ENTERRER LA HACHE DE GUERRE

ÉCHAFAUDER DES HYPOTHÈSES

PERDRE SA VIE À LA GAGNER

UNE ARME À DOUBLE TRANCHANT

DES CIRCONSTANCES ATTÉNUANTES

DES CONDITIONS HUMILIANTES

FAIRE . . . .

. . . . .CADENCE . . . .

. . . . .LE. . . . .

UNE . . . .

. . . . GUERRE

. . . . DES . . . .

PERDRE . . . .

UNE . . . .

DES . . .CIRCONSTANCES. . . . .

. . . . .CONDITIONS. . . . .

Exercice

Trouvez 10 mots composés commençant par
« demi- » :

1. . . . .

2. . . . .

3. . . . .

4. . . . .

5. . . . .

6. . . . .

7. . . . .

8. . . . .

9. . . . .

10. . . . .

Exemples

DEMI-DIEU

DEMI-FINALE

DEMI-FOND

DEMI-FRÈRE

DEMI-GROS

DEMI-PORTION

DEMI-MAL

DEMI-MESURE

DEMI-MOT

DEMI-SAISON

DEMI-SEL

DEMI-SOMMEIL

Exercice

– Trouvez d'autres mots composés commençant par « demi- » :

3

MÉMOIRE DES NOMS PROPRES

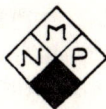

Dans la vie quotidienne, nous nous plaignons fréquemment de ne pas nous souvenir des noms propres d'acteurs, d'artistes, d'hommes politiques... alors qu'ils nous sont parfaitement connus.

Ce phénomène est dû au fait que la mémoire des noms propres est assez vulnérable. En effet, ceux-ci ne se raccrochent spontanément à rien, sont quelquefois abstraits, souvent constitués d'une ou de plusieurs syllabes qui ne nous sont pas forcément familières ou, en tout cas, dont l'assemblage n'évoque souvent rien de connu. Les noms propres bien souvent n'ont aucune signification facilement repérable à laquelle pourrait s'accrocher la mémoire.

Pour faciliter la mémorisation des noms propres, il convient donc précisément de leur donner un sens, leur accrocher une image. Lorsqu'ils sont très abstraits, il faut leur « accrocher » des représentations concrètes.

En règle générale la transformation de l'abstrait en concret facilite la mémorisation.

La stratégie facilitant la rétention des noms propres consiste à accrocher aux noms des images mentales visuelles et verbales.

En termes pratiques, cette stratégie consiste, dans un premier temps, à choisir, par exemple, un trait du visage de la personne dont on souhaite mémoriser le nom. Les yeux de cette personne peuvent nous frapper, ou son nez, ses oreilles, ses cheveux...

Dans un second temps, à ce trait du visage, il faut accrocher une image, élaborer une association d'idées, ou effectuer un codage verbal, phonétique ou autre. Il nous arrive de dire quelquefois : Je ne me souviens pas très bien du nom, mais je sais que c'est un nom qui se termine en « rier », ou, phonétiquement, qui sonne de telle ou telle façon. L'essentiel est de traiter l'information : « Le nom de mon dentiste ou de mon nouveau collègue... »

Nous pourrions choisir autre chose qu'un trait du visage. Nous pourrions être frappés par la corpulence de cette personne, son allure, sa démarche, son « look »... Nous pourrions être frappés par un trait de caractère. La personne que nous rencontrons pour la première fois peut nous évoquer de la gentillesse, du bonheur, de la tristesse, de l'agressivité, de la douceur... etc. Ou encore, elle peut nous rappeler d'autres personnes, par leur ressemblance ou leur différence concernant la couleur de leurs cheveux, leur taille, leur poids, leur personnalité. Il est par conséquent, comme nous l'avons mentionné précédemment, *toujours* possible d'élaborer une association d'idées, d'images, de mots.

Essayez dès maintenant, quotidiennement, de mettre en pratique ces suggestions.

Les exercices qui vont suivre vous invitent à appliquer des stratégies d'associations visuelles et verbales.

Ils constituent des « gammes » qui sont en même temps des révisions et vous incitent à fabriquer des représentations concrètes, à partir d'informations abstraites.

Entraînez-vous à afficher des images dans votre tête, en associant le nom et la physionomie par exemple de la personne, à partir d'un détail qui vous aura frappé, à partir de la phonétique des mots... etc. Mobilisez votre imagination.

Remarque :

La mémoire des noms et prénoms, tout comme celle des noms de villes, monnaies étrangères, monuments historiques, des vins et fromages..., est extrêmement dépendante de l'intérêt personnel et des répétitions. On ne retiendra le nom de la capitale de la Namibie (Windhoek) que si on a une raison particulière de le faire, soit qu'on y ait vécu longtemps par exemple, ou qu'on en ait entendu parler fréquemment à la radio, à la télévision ou dans les médias en général, pour des raisons liées à l'actualité économique, politique ou sociale de ce pays.

Nous l'avons vu, une information qui n'est pas utile n'est pas répétée et, donc, tombe facilement dans les oubliettes.

Par conséquent, quelle que soit la pertinence du traitement effectué sur les informations abstraites – en l'occurrence les noms propres –, il n'est pas surprenant de constater une efficacité variable, en fonction de la fréquence des répétitions, de l'intensité de l'intérêt pour soi.

Ce principe est certes valable pour la mémoire en général, mais il l'est particulièrement pour la mémorisation d'éléments difficiles parce qu'abstraits.

Force*

– Observez bien les deux visages de la page ci-contre ☞ ainsi que la petite fiche qui accompagne chacun.

– Puis passez à la page suivante.

Éléments Force*

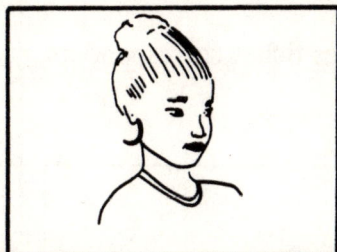

GROUSSARD (Brigitte)
35 ans
Coiffeuse

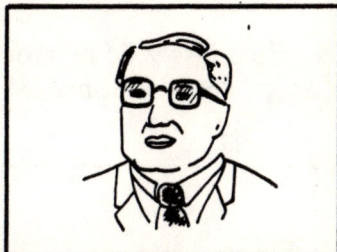

THERRIER (Léon)
52 ans
Chef comptable

Exercice Force*

Remplissez de mémoire les fiches correspondant à ces deux personnes :

Nom :	Nom :
Prénom :	Prénom :
Âge :	Âge :
Profession :	Profession :

Il se peut que vous ayez répondu parfaitement. Vous pouvez passer à l'exercice Force**, suivant le même principe.

Éléments Force**

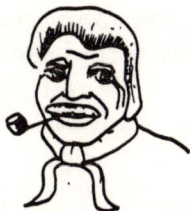

HOLLINGER (Fred)
62 ans
Artiste peintre

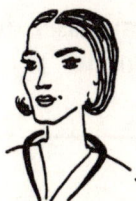

MANOUKIAN (Sylvie)
40 ans
Médecin

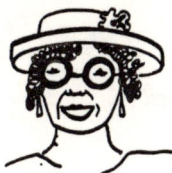

SANTEUIL (Déborah)
65 ans
Modiste

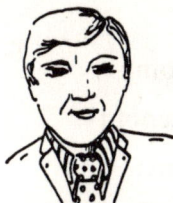

SAINT-ÉLOI (Jean-Paul)
35 ans
Représentant

Exercice Force**

Remplissez de mémoire les fiches correspondant aux quatre personnes de la page précédente :

Nom :

Prénom :

Âge :

Profession :

Nom :

Prénom :

Âge :

Profession :

Nom :

Prénom :

Âge :

Profession :

Nom :

Prénom :

Âge :

Profession :

Il se peut que vous ayez répondu parfaitement. Vous pouvez passer à l'exercice Force ***, suivant le même principe.

Éléments Force***

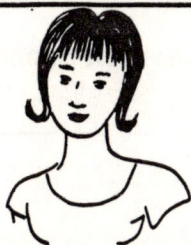

Castex (Chloé)
19 ans
Étudiante
Née à Nice
Licenciée ès lettres
Sport : athlétisme
Célibataire

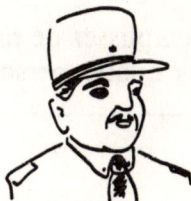

Du Moutet (Philippe)
53 ans,
Général de brigade
Né à Châtellerault
Croix de guerre
Sport : équitation
Père de trois enfants

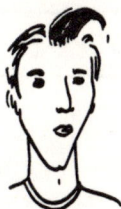

Tranchet (Antoine)
22 ans
Musicien de Jazz
Né à Paris
Actuellement sans travail
Sport : aucun
Célibataire

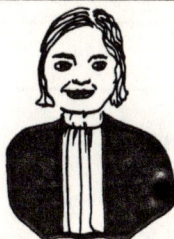

Dubreuil (Antoinette)
32 ans
Avocate
Née à Antibes
Plaide au pénal
Sport : golf
Divorcée

Exercice Force***

Remplissez de mémoire les fiches correspondant à ces quatre personnes :

Nom :
Prénom :
Âge :
Profession :
Lieu de naissance :

Sport :
Situation de famille :

Nom :
Prénom :
Âge :
Profession :
Lieu de naissance :

Sport :
Situation de famille :

Nom :
Prénom.·
Âge :
Profession :
Lieu de naissance .

Sport :
Situation de famille :

Nom :
Prénom ·
Âge :
Profession :
Lieu de naissance :

Sport :
Situation de famille :

Exercices divers *

Pouvez-vous citer la marque de ces objets que vous utilisez habituellement?

savon de toilette	biscottes
dentifrice	éponge
café	thé
produits récurants	eau de toilette
sèche-cheveux	brosse à dents
huile de table	sucre

ainsi que la marque de :

votre machine à laver	votre chaudière
votre téléviseur	votre poste radio
votre fer à repasser	votre machine à coudre
votre réfrigérateur	votre cuisinière

1. Quelles sont les monnaies de ces divers pays?

Espagne	Japon
Italie	États-Unis
Angleterre	Russie
Allemagne	Suède
Belgique	Autriche
Inde	Pologne

2. Pouvez-vous citer les noms de cinq grands magasins ou grandes surfaces?

* Réponses de la page 245 à la page 252.

3. Quels sont les personnages illustres qui figurent sur nos billets de banque?

20 francs
100 francs
500 francs

50 francs
200 francs

4. De quels pays ces villes sont-elles les capitales?

Berlin
Nairobi
Damas
Vienne
Ankara
Beyrouth
Lisbonne
Pékin
Bagdad
Libreville
New Delhi
Téhéran
La Paz
Katmandou

Athènes
Addis Abeba
Rome
Oslo
Budapest
Ottawa
Canberra
Varsovie
Wellington
Bamako
Bucarest
Sofia
Jérusalem
Lima

Pouvez-vous citer les marques des voitures

– des membres de votre famille :

– des personnes que vous fréquentez (voisins, collègues de travail, etc.) :

5. Citez quelques vins produits par chacune de ces régions françaises :

Alsace
Bordelais
Loire
Côtes du Rhône
Bourgogne
Beaujolais

6. Quels sont les 12 pays qui constituent le Marché commun?

7. Pouvez-vous fournir les noms de six célèbres présentateurs ou journalistes de la télévision, passés ou présents?

8. Pouvez-vous citer trois événements marquants de l'actualité internationale qui se sont déroulés en 1989?

– Proposez une marque (ou plusieurs) pour chacun de ces éléments :

appareil photo	camembert
plat surgelé	ordinateur
bière	eau minérale
moutarde	riz
pile électrique	bagage
agence de voyage	compagnie aérienne

9. Dans quelle discipline ces sportifs ont-ils particulièrement brillé?

Louison Bobet
Juan Manuel Fangio
Roger Bambuc
Marie-Josée Perec
Michel Platini
Marcel Cerdan
Diego Maradona
Serguëi Boubka
Serge Blanco

10. Citez cinq races :
– de chiens
– de chats
– de chevaux

11. Ces personnages sont (ou ont été) les chefs d'État ou de gouvernement de quels pays?

Richard Nixon	Leonid Brejnev
Indira Gandhi	Golda Meir
Saddam Hussein	Anouar el-Sadate
Léopold Sédar Senghor	Benazir Butho
Hissène Habré	Salazar (Antonio de)

12. Citez cinq grands couturiers français:

13. Citez les noms de trois prix Nobel français:

14. Pouvez-vous citer trois films dans lesquels ont joué:

Jean Gabin
Gérard Depardieu
Jean-Paul Belmondo
Marilyn Monroe
Louis de Funès
Brigitte Bardot
Marlon Brando

15. Que signifient ces sigles?

B.N.P.	O.M.	T.V.A.	S.N.C.F.
P.-D.G.	C.G.T.	S.V.P.	S.O.S.
R.P.R.	B.C.B.G.	B.C.G.	C.Q.F.D.
R.A.T.P.	D.S.T.	F.B.I.	V.R.P.
U.R.S.S.A.F.	C.S.G.	M.L.F.	T.G.V.
V.I.P.	C.P.C.H.	C.C.C.C.	

16. Pouvez-vous citer cinq grands quotidiens nationaux?

et cinq hebdomadaires nationaux?

17. Quels sont les auteurs des chefs-d'œuvre suivants (littérature, théâtre, peinture, musique)

Autant en emporte le vent
Hamlet
L'Odyssée
David Copperfield
Le radeau de la Méduse
L'hymne à la joie
Madame Bovary
Eugénie Grandet
Le boléro
Le beau Danube bleu
Le rouge et le noir
Croc-blanc
La divine comédie
L'avare
La Joconde
Le bateau ivre
Le dormeur du val
Les quatre saisons
La ronde de nuit
Les misérables
La petite musique de nuit
Le Cid
Les trois mousquetaires
Cyrano de Bergerac
Guerre et paix

18. À qui s'appliquent (ou s'appliquaient) ces surnoms ou ces expressions?

Le fou chantant
La maison de Molière
Le grand timonier
L'île de Beauté
L'éminence grise

La vieille dame du quai Conti
L'étrange lucarne
La dame de fer
La ville lumière
Le petit caporal
Le palais Garnier
Le Roi-Soleil
La fille aînée de l'Église
La Venise du Nord
Le vert galant
Le palais Brongniart
Le bien-aimé
La bonne dame de Loudun
Monsieur 100 000 volts

19. Pouvez-vous citer 2 musiciens ou chanteurs de jazz célèbres?

Réponses

1. Les monnaies de divers pays :

Espagne : la peseta
Italie : la lire
Angleterre : la livre
Allemagne : le deutsch-mark
Belgique : le franc belge
Inde : la roupie

Japon : le yen
États-Unis : le dollar
Russie : le rouble
Suède : la couronne
Autriche : le schilling
Pologne : le zloty

2. Quelques grands magasins et grandes surfaces :

Le Printemps
Le Bon Marché
La Samaritaine

Les galeries Lafayette
Carrefour
Auchan

Mammouth
Leclerc
Prisunic

3. Les personnages qui figurent sur les billets de banque :

20 francs : Claude Debussy
50 francs : Maurice Quentin de La Tour
100 francs : Eugène Delacroix
200 francs : Montesquieu
500 francs : Blaise Pascal

4. Capitales de pays :

Allemagne : Berlin
Kenya : Nairobi
Syrie : Damas
Autriche : Vienne
Turquie : Ankara
Liban : Beyrouth
Portugal : Lisbonne
Chine : Pékin
Irak : Bagdad
Gabon : Libreville

Grèce : Athènes
Éthiopie : Addis Abeba
Italie : Rome
Norvège : Oslo
Hongrie : Budapest
Canada : Ottawa
Australie : Canberra
Pologne : Varsovie
Nouvelle-Zélande : Wellington

Inde : Téhéran	Roumanie : Bucarest
Bolivie : La Paz	Bulgarie : Sofia
Népal : Katmandou	Israël : Jérusalem
Mali : Bamako	Pérou : Lima

5. Quelques vins des régions de France :

Alsace : Sylvaner, Riesling, Gewürztraminer
Bordelais : Médoc, Margaux, St.-Émilion, Pomerol, Sauternes
Loire : Anjou, Vouvray, Sancerre, Muscadet, Chinon
Côtes-du-Rhône : Châteauneuf-du-pape, Crozes Hermitage, Gigondas, Tavel
Bourgogne : Aloxe-Corton, Beaune, Gevrey-Chambertin, Meursault, Romanée-Conti
Beaujolais : Brouilly, Chiroubles, Juliénas, Saint-Amour

6. Les 12 pays qui constituent le Marché commun européen :
Allemagne, Belgique, Danemark, Espagne, France, Grande-Bretagne, Grèce, Irlande, Italie, Luxembourg, Pays-Bas, Portugal.

7. À titre d'exemple, quelques célèbres présentateurs ou journalistes de télévision, passés ou présents :

Patrick Poivre d'Arvor, Michel Denizot, Léon Zitrone, Noël Mamère, Philippe Gildas, Paul Amar, Anne Sinclair, Christine Okhrent, Guy Lux, Jacques Martin, Jean-Pierre Foucault, Jean-Marie Cavada, Patrick Sabatier, Christophe Dechavanne, Michel Drucker, Bernard Pivot.

8. Quelques événements marquants de l'actualité internationale s'étant déroulés en 1989 :

Suppression du mur de Berlin.
Le pétrolier *Exxon-Valdez* s'éventre en Alaska et crée une gigantesque marée noire.

Mort de l'empereur du Japon Hiro-Hito, de l'iman Khomeyni, d'Herbert von Karayan, de Salvador Dali, de Georges Simenon, de Samuel Beckett.

Débarquement américain au Panama.

Mort des époux Ceaucescu.

À Pékin, révolte des étudiants de la place Tien-an-men réprimée par les blindés.

Célébration du bicentenaire de la Révolution française.

9. Quelques grands sportifs et leur discipline :

Louison Bobet : cyclisme.
Juan Manuel Fangio : course automobile.
Roger Bambuc, Marie-Josée Perec : course à pied.
Michel Platini : football.
Marcel Cerdan : boxe.
Diego Maradona : football.
Sergueï Boubka : saut à la perche.
Serge Blanco : rugby.

10. Quelques races :

– de chiens : lévrier, berger allemand, caniche, teckel, cocker, basset artésien, loulou, épagneul, berger des Pyrénées, chow-chow.

– de chats : européen, siamois, angora, persan.

– de chevaux : arabe, anglo-normand, anglo-arabe, demi-sang, lippizan, percheron.

11. Ces personnages sont (ou ont été) les chefs d'État ou de gouvernement des pays suivants :

Richard Nixon : États-Unis
Leonid Brejnev : Union soviétique
Indira Gandhi : Inde
Golda Meir : Israël
Saddam Hussein : Irak

Anouar el-Sadate : Égypte
Léopold Sédar Senghor : Sénégal
Benazir Butho : Pakistan
Hissène Habré : Tchad
Salazar : Portugal

12. Quelques grands couturiers français :

Lanvin, Chanel, Yves Saint Laurent, Ungaro, Pierre Cardin, Courrèges
J.-P. Gaultier, Louis Féraud, Christian Dior...

13. Les prix Nobel français. Parmi les 45 lauréats, depuis 1901, citons parmi les plus récents :

– en littérature : André Gide (1947), François Mauriac (1952), Albert Camus (1957), St-John Perse (Alexis Léger) en 1960, J.-P. Sartre (qui l'a refusé) en 1964 et Claude Simon (1985)

– dans les autres disciplines : Marie Curie, Pierre Curie et Henri Becquerel en physique (1903), puis Marie Curie en chimie (1911), Jean Perrin en physique (1926), Louis de Broglie en physique (1929), François Jacob, André Lwoff et Jacques Monod, médecine (1965), Alfred Kastler, physique (1966), Louis Neel, physique (1970), Jean Dausset, médecine (1980), Maurice Allais, sciences économiques (1988), Pierre-Gilles de Genne, physique (1991), Georges Charpak, physique (1992)

– Prix Nobel de la paix : Albert Schweitzer (1952), René Cassin (1968).

14. Quelques films joués par :

– Jean Gabin : *Le jour se lève, Pépé le Moko, Le tonnerre de Dieu, Touchez pas au grisbi, Le chat, Un singe en hiver, Les grandes familles, La traversée de Paris, Le président...*

– Gérard Depardieu : *Les valseuses, Christophe Colomb, Buffet froid, Green card, Cyrano de Bergerac, Danton, Fort Saganne, Loulou, Le dernier métro, La femme d'à-côté...*

– Jean-Paul Belmondo : *Les morfalous, À bout de souffle, L'as des as, Classe tous risques, Cartouche, L'homme de Rio, Le doulos, Pierrot le Fou, Le voleur, Borsalino, Le cerveau.*

– Marilyn Monroe : *Certains l'aiment chaud, Bus stop, Les hommes préfèrent les blondes, Le milliardaire, La rivière sans retour, Sept ans de réflexion...*

– Louis de Funès : *Le gendarme de Saint-Tropez, Fantomas, La grande vadrouille, Le corniaud, La folie des grandeurs, La soupe aux choux, Les grandes vacances, Les aventures de Rabbi Jacob...*

– Brigitte Bardot : *Et Dieu créa la femme, En cas de malheur, Viva Maria, Babette s'en va-t-en guerre, Une ravissante idiote, L'ours et la poupée, Le mépris...*

– Marlon Brando : *Un tramway nommé Désir, L'équipée sauvage, Sur les quais, Jules César, Le parrain, Le dernier tango à Paris, Viva Zapata.*

15. Signification des sigles :

B.N.P.	Banque nationale de Paris
O.M.	Olympique de Marseille
T.V.A.	Taxe à la valeur ajoutée
S.N.C.F.	Société nationale des chemins de fer français
P.-D.G.	Président-directeur général
C.G.T.	Confédération générale du travail
S.V.P.	S'il vous plaît
S.O.S.	Save our soul
R.P.R.	Rassemblement pour la République
C.Q.F.D.	Ce qu'il fallait démontrer

D.S.T.	Direction de la sécurité du territoire
F.B.I.	Federal Board of Investigation
V.R.P.	Voyageur-Représentant-Placier
B.C.B.G.	Bon chic, bon genre
B.C.G.	Bacile Calmette-Guérin (vaccin)
R.A.T.P.	Régie autonome des transports parisiens
U.R.S.S.A.F.	Union pour le recouvrement des cotisations de sécurité sociale et d'allocations familiales.
C.S.G.	Contribution sociale généralisée
M.L.F.	Mouvement de libération des femmes
T.G.V.	Très grande vitesse (train à)
V.I.P.	Very important person (personnalité importante)
C.P.C.H.	Collier de perles, carré Hermès
C.C.C.C.	Costume croisé, cravate club

16. Citons comme grands journaux quotidiens :

Le Monde, Le Parisien libéré, France-Soir, Le Figaro, L'Humanité, Le Quotidien de Paris, Libération, La Croix...

Et comme hebdomadaires nationaux :

Paris-Match, VSD, Le Point, L'Express, Jours de France, L'Événement du Jeudi, Le Nouvel Observateur.

17. Auteurs des chefs-d'œuvre suivants : (littérature, théâtre, peinture, musique) :

Autant en emporte le vent : Margaret Mitchell
Hamlet : William Shakespeare
L'Odyssée : Homère
David Copperfield : Charles Dickens
Le radeau de la Méduse : Théodore Géricault
L'hymne à la joie : Ludwig van Beethoven
Madame Bovary : Gustave Flaubert
Eugénie Grandet : Honoré de Balzac

Le boléro: Maurice Ravel
Le beau Danube bleu: Johann Strauss
Le rouge et le noir: Stendhal
Croc-blanc: Jack London
La divine comédie: Dante Alighieri
L'avare: Molière
La Joconde: Léonard de Vinci
Le bateau ivre: Charles Baudelaire
Le dormeur du val: Arthur Rimbaud
Les quatre saisons: Antonio Vivaldi
La ronde de nuit: Rembrandt
Les misérables: Victor Hugo
La petite musique de nuit: Wolfgang Amadeus Mozart
Le Cid: Pierre Corneille
Les trois mousquetaires: Alexandre Dumas
Cyrano de Bergerac: Edmond Rostand
Guerre et Paix: Léon Tolstoï.

18. À qui s'appliquent (ou s'appliquaient) ces surnoms ou ces expressions?

Le fou chantant: Charles Trenet
La maison de Molière: la Comédie-Française
Le grand timonier: Mao Tsé-tung
L'île de Beauté: la Corse
L'éminence grise: le père Joseph (conseiller de Richelieu)
La vieille dame du quai Conti: l'Académie française
L'étrange lucarne: la télévision
La dame de fer: Margaret Thatcher
La ville lumière: Paris
Le petit caporal: Napoléon
Le palais Garnier: l'Opéra
Le Roi-Soleil: Louis XIV
La fille aînée de l'Église: la France
La Venise du Nord: Bruges
Le vert galant: Henri IV

Le palais Brongniart : la Bourse
Le bien-aimé : Louis XV
La bonne dame de Loudun : Marie Besnard
Monsieur 100 000 volts : Gilbert Bécaud

19. Parmi les vedettes du jazz (musiciens ou chanteurs) on peut par exemple proposer :

Ray Charles	Louis Armstrong	Miles Davis
Bessie Smith	Sarah Vaughan	Maxim Saury
Nat King Cole	Sidney Bechet	Claude Luther
Charlie Parker	John Coltrane	Glenn Miller
Ella Fitzgerald	Lena Horne	Count Basie
Duke Ellington	Claude Bolling	Dave Brubeck

4

MÉMOIRE AUDITIVE
(ou mémoire d'informations entendues)

Ce chapitre est consacré à la mémoire des informations que nous entendons, volontairement ou non. Chaque jour, cette mémoire est naturellement impliquée dans les conversations, l'écoute d'informations radiophoniques, télévisées, des discours, des conférences, mais aussi dans l'audition des bruits divers qui constituent notre ambiance habituelle de vie...

En règle générale, la mémoire auditive est moins exercée, moins développée que la mémoire visuelle. Elle est très liée à la qualité de l'acuité auditive (on se souvient mal d'une information mal entendue), mais nous le verrons, très liée également aux modalités de traitement de l'information et à la compréhension, l'assimilation intellectuelle.

Tout ce que nous avons mentionné précédemment, concernant les 5 questions à se poser ou les 5 règles de mémoire, s'applique aussi à la mémoire de ce qu'on entend. Mais ici, en outre, une stratégie efficace de mémorisation volontaire consiste à visualiser en même temps que l'on enregistre par l'oreille. Il s'agit de bien mettre en images le discours de l'autre, la scène que l'on nous décrit ou encore les situations ou événements qui nous sont relatés.

À retenir :
La visualisation renforce *la* mémoire auditive.

Cette mémoire auditive est très sensible aux interférences. Les informations entendues peuvent réactiver d'anciens souvenirs, par associations d'idées, ou susciter des représentations mentales étrangères au discours de l'interlocuteur. Il nous arrive fréquemment de prendre nos interférences pour des réalités.

Cette mémoire est également très sensible à nos capacités intellectuelles de compréhension, d'intégration, de logique, d'induction et de déduction. Une fois encore, nous constatons à quel point mémoire, langage et intelligence sont inextricables.

Des exercices de mémoire auditive sont proposés ici à travers des textes que vous pouvez lire à haute voix ou, mieux, vous faire lire par quelqu'un (vous pouvez aussi les enregistrer sur un magnétophone, ce qui serait excellent).

Au cours de ces lectures, soyez attentifs tant à la phonétique des mots qu'au sens des textes, tout en essayant de les mettre en images.

Exercice

Lisez à haute voix le texte suivant (ou mieux, si possible, demandez à une personne de vous le lire) :

« Mme Duval devait téléphoner à 15 h. Il est 15 h 30 ; elle a probablement eu un empêchement. Ce sont des choses qui arrivent. Je dois m'absenter une heure environ. Si elle téléphone, pouvez-vous lui transmettre un message de ma part ? Dites-lui que je n'ai pas vu M. Nicolas ce matin, mais que je passerai chez lui demain après-midi pour récupérer le catalogue. Ne vous inquiétez pas, elle comprendra. Merci, à bientôt. »

Tournez la page et répondez aux questions.

Questions

- Combien de personnes sont impliquées dans ce texte?

- Donnez leurs noms.

- Quel est le message à transmettre à Mme Duval?

Exercice

Retrouvez des proverbes et sentences connues, à partir de ces éléments :

MENTIR

RENOMMÉE

TIENS

MOUSSE

CASSE

CARAVANE

VALEUR

FROIDE

HABIT

NID

Réponses page suivante.

Réponses

MENTIR : À beau mentir qui vient de loin.

RENOMMÉE : Bonne renommée vaut mieux que ceinture dorée.

TIENS : Un tiens vaut mieux que deux tu l'auras.

MOUSSE : Pierre qui roule n'amasse pas mousse.

CASSE : Tant va la cruche à l'eau qu'à la fin elle se casse.

CARAVANE : Les chiens aboient, la caravane passe.

VALEUR : La valeur n'attend pas le nombre des années.

FROIDE : Chat échaudé craint l'eau froide.

HABIT : L'habit ne fait pas le moine.

NID : Petit à petit, l'oiseau fait son nid.

Exercice

Lisez à haute voix le texte suivant (ou mieux, si possible, demandez à une personne de vous le lire) :

« Un téléphone avec répondeur incorporé sophistiqué comporte un certain nombre d'éléments qui permettent non seulement d'enregistrer les messages reçus mais de composer automatiquement certains numéros pré-enregistrés, de parler et d'écouter sans décrocher le combiné, de ne pas être entendu de son interlocuteur sans pour autant interrompre la communication, de recomposer automatiquement le dernier numéro appelé et enfin d'interroger à distance son appareil à partir d'un autre téléphone ou d'une cabine publique, grâce à un système de code, afin d'entendre les messages enregistrés. »

Tournez la page et répondez à la question.

Questions

– Quelles sont les caractéristiques de cet appareil téléphonique?

Exercice

Retrouvez des proverbes et sentences connues, à partir de ces éléments :

CIEL

MÉNAGE

PETIT

NOYER

RAISON

MALIN

PAYS

CONSEILLEURS

NATUREL

POINT

Réponses page suivante.

Réponses

CIEL : Aide-toi, le ciel t'aidera.

MÉNAGE : Qui veut voyager loin ménage sa monture.

PETIT : On a souvent besoin d'un plus petit que soi.

NOYER : Qui veut noyer son chien l'accuse de la rage.

RAISON : La raison du plus fort est toujours la meilleure.

MALIN : À malin, malin et demi.

PAYS : Nul n'est prophète en son pays.

CONSEILLEURS : Les conseilleurs ne sont pas les payeurs.

NATUREL : Chassez le naturel, il revient au galop.

POINT : Rien ne sert de courir, il faut partir à point.

Exercice

Lisez à haute voix le texte suivant (ou mieux, si possible, demandez à une personne de vous le lire) :

« Nous devions partir le plus tôt possible dans la matinée, ce samedi, mais j'ai dû passer prendre mon oncle, ma tante et leur fille, si bien que la voiture n'a quitté Lyon que vers 9 heures. Déjà il y avait des encombrements et on ne dépassait pas le 70 km/h. Le coffre était plein et nous pensions avoir tout emporté mais en arrivant au pavillon, à St-Arnaud, nous nous sommes rendu compte qu'on avait oublié un pyjama, les taies d'oreiller et le poste transistor. »

Tournez la page et répondez aux questions.

Questions

- Quel était le lieu de destination du voyage?

- Quel jour et à quelle heure la voiture est-elle partie?

- Combien de passagers étaient à bord?

- Qu'a-t-on oublié?

- À quelle vitesse a-t-on roulé?

Exercice

Retrouvez des proverbes et sentences connues, à partir de ces éléments :

ACQUIS

ENNEMI

TENU

CONNAÎT

FLATTEUR

RAT

PEINE

AIME

ÂGE

SINGE

Réponses page suivante.

Réponses

ACQUIS : Bien mal acquis ne profite jamais.

ENNEMI : Le mieux est l'ennemi du bien.

TENU : À l'impossible nul n'est tenu.

CONNAÎT : Mieux on se connaît, mieux on se porte.

FLATTEUR : Tout flatteur vit aux dépens de celui qui l'écoute.

RAT : À bon chat, bon rat.

PEINE : À chaque jour suffit sa peine.

AIME : Qui aime bien châtie bien.

ÂGE : On n'a que l'âge de ses artères.

SINGE : Payer en monnaie de singe.

Exercice

Lisez à haute voix le texte suivant (ou mieux, si possible, demandez à une personne de vous le lire) :

« Le souci d'économie alla plus loin. Mrs. Tulsi ordonna de ne plus jeter les boîtes de fer-blanc et fit venir un quincaillier d'Arwacas. Durant une quinzaine, il partagea la nourriture de la maisonnée, coucha dans la véranda et fabriqua des tasses et des assiettes en étain. D'une boîte à sardines, il fit un sifflet. On n'acheta plus d'encre ; un liquide violet, pâle mais indélébile, fut extrait des petites baies de la sauge noire. Mrs. Tulsi ayant appris que l'on jetait l'écorce des noix de coco décida qu'on en rembourrerait des matelas et des coussins, si possible pour les vendre. Les veuves et leurs enfants trempèrent, broyèrent, étendirent et coupèrent en filaments les écorces de noix de coco, lavèrent la fibre et la séchèrent, après quoi Mrs. Tulsi fit quérir le matelassier d'Arwacas. Il vint et, pendant un mois, confectionna des matelas et des coussins. »
V.S. Naipaul. *Une maison pour M. Biswas*, Gallimard, 1964.

Tournez la page et répondez aux questions.

Questions

- Que fabrique le quincaillier?
- Quelle est la mission donnée au matelassier?
- Qui habite la maison de M. Biswas?

Exercice

Retrouvez des proverbes ou sentences connues, à partir de ces éléments :

SAGESSE

IMBÉCILES

AVERTI

ARBRE

ŒUF

PRINTEMPS

ÉTREINT

JAMAIS

SON

MIDI

Réponses page suivante.

Réponses

SAGESSE : La peur est le commencement de la sagesse.

IMBÉCILES : Il n'y a que les imbéciles qui ne changent pas d'avis.

AVERTI : Un homme averti en vaut deux.

ARBRE : On juge l'arbre à ses fruits.

ŒUF : Qui vole un œuf vole un bœuf.

PRINTEMPS : Une hirondelle ne fait pas le printemps.

ÉTREINT : Qui trop embrasse mal étreint.

JAMAIS : Mieux vaut tard que jamais.

SON : Qui n'entend qu'une cloche n'entend qu'un son.

MIDI : Chacun voit midi à sa pendule.

Exercice

Lisez à haute voix le texte suivant (ou mieux, si possible, demandez à une personne de vous le lire) :

« Dans les premières minutes, le petit gorgeon qui se déroulait dans un bureau du rez-de-chaussée pour fêter le départ à la retraite de Paul fut un peu guindé. On se passait les coupes et les petits fours, on versait cérémonieusement et à petites doses le mousseux considéré comme excellent et la hiérarchie était respectée : les trois chefs de service étaient au premier plan, devant les cinq cadres, eux-mêmes devant les six petits salaires. Mais peu à peu, l'ambiance se créa et le rire de Mlle Plume devint communicatif tandis qu'Henry racontait ses souvenirs de service militaire et que Jean-Michel nous régalait de ses histoires drôles. La petite réunion se termina par le petit discours d'Alexandre, dont tout le monde apprécia l'élégance et la brièveté. »

Tournez la page et répondez aux questions.

Questions

- Combien de personnes sont-elles présentes?
- De qui fête-t-on le départ à la retraite?
- Qui raconte ses souvenirs militaires?
- Où se déroule la petite fête?
- Comment s'appelle la demoiselle qui rit?
- Comment se clôt la réunion?

Applications dans la vie courante

Le soir, chez soi, remémorez-vous les nouvelles entendues à la radio ou à la télévision. Au besoin, inscrivez-les sur un cahier.

Faites la liste des personnes rencontrées dans la journée ;
rapportez ce qu'a dit chacune d'important ou de particulier ?
notez la façon particulière dont chacune s'exprimait – aussi bien son accent que ses tics de langage, les expressions qu'elle aime utiliser.
On peut étendre ces exercices aux personnes rencontrées la veille.

Sur un cahier, écrivez les histoires drôles que vous connaissez, en cherchant à se souvenir des personnes qui les ont racontées, et en quelles circonstances (moment de la journée, décor, situation, etc.).

Souvenez-vous, et au besoin écrivez-les, de quelques messages publicitaires ou de slogans entendus au cours de la journée, à la télévision ou à la radio. Exemple : « La Sécu c'est bien, en abuser, ça craint. »

– Souvenez-vous, et au besoin écrivez-les, de quelques proverbes ou expressions habituellement transmis oralement (ils sont rarement écrits) comme : « Un petit chez soi vaut mieux qu'un grand chez les autres » ou « prendre une loupe pour voir un éléphant »...

Module 3

ORGANISATION INTELLECTUELLE

1. GÉRER L'ESPACE

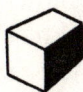

2. RAISONNER (OU INDUIRE ET DÉDUIRE)

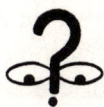

L'organisation intellectuelle définit les différentes modalités de fabrication d'images mentales, à partir du fonctionnement de l'intelligence. Cette fonction du cerveau nous fournit des outils qui nous permettent d'apprendre à apprendre. Il ne s'agit pas ici de chercher à empiler des connaissances, mais plutôt de s'approprier des méthodes intellectuelles indispensables à leur acquisition et à leur utilisation. Vous avez déjà constaté l'importance des opérations intellectuelles dans le développement de la mémoire, puisque vous connaissez maintenant les stratégies d'associations d'idées, de critères/repères, de classification, d'organisation... Autant d'expressions de l'intelligence qui déterminent nos comportements quotidiens.

Qu'appelle-t-on d'ailleurs l'intelligence?

Précisons d'emblée que tout comme la mémoire et le langage, l'intelligence ne peut être une fonction unitaire. De la même façon que nous parlons d'activités mnésiques, verbales, nous parlons d'activités intellectuelles pour désigner la multiplicité des types d'intelligence, des types d'opérations intellectuelles. Une opération intellectuelle désigne une conduite, une stratégie, une procédure qu'on applique en réponse à un problème, à une situation donnée, aux besoins de la vie quotidienne. Les opérations intellectuelles sont donc des outils qui nous permettent de gérer les problèmes liés à l'adaptation à notre environnement.

L'intelligence répondant non seulement à la question du « comment faire » mais également du « quoi faire », nous pouvons donc en donner une définition très générale, en disant qu'il s'agit d'une faculté mentale qui permet de repérer des relations, d'établir des rapports en vue de comportements adaptés. Cette définition met l'accent sur les notions de relations, d'intégration, d'interconnexions d'informations – notions évocatrices de l'organisation cérébrale en réseaux de réseaux neuronaux. Peut-être pourrions-nous concevoir que l'organisateur de cette dynamique cérébrale serait précisément l'intelligence, tel un système qui gère les différents systèmes intervenant dans le traitement et l'utilisation des informations.

Nous avons vu également que les facteurs psycho-affectifs jouaient un rôle majeur dans bon nombre de nos comportements. Assimiler le psychisme à ses substrats neurophysiologiques et neurobiologiques serait donc dangereusement réducteur. Nous connaissons tous dans notre entourage social, familial, professionnel, des personnes très cultivées, bardées de diplômes, qui pour des raisons psycho-affectives sont souvent « à côté de leurs pompes ». Il est alors juste de penser qu'en termes d'efficacité, c'est-à-dire en termes d'adaptation optimale aux situations de la vie quotidienne, les facteurs psycho-affectifs jouent un rôle aussi prépondérant que les facteurs strictement intellectuels ou cognitifs. L'équilibre entre le cognitif et l'affectif devient le seul garant des comportements adaptés.

Les stratégies dont nous avons précédemment parlé sont très courantes, mais ne sont pas les seules opérations intellectuelles nécessaires au développement de la mémoire. Ce chapitre est consacré aux autres opérations intellectuelles qui interviennent dans l'efficacité cognitive et qu'on regroupe sous le concept global de « logique ».

Il ne peut être question ici de longs développements sur les multiples rouages de la logique. Chacun d'entre nous a une histoire personnelle qui ne peut être réécrite. Notre histoire explique notre type d'organisation intellectuelle : chacun a acquis plus ou moins bien ou plus ou moins mal, voire pas du tout, certains mécanismes du fonctionnement intellectuel. Nous ne cherchons pas ici à revenir sur les acquis ou les non-acquis de chacun, sur sa propre organisation intellectuelle, pour la modifier complètement. Aucun adulte, dans ce domaine, ne peut considérer qu'il peut repartir de zéro. Il s'agit d'un état de fait qui explique l'extrême diversité, l'extrême variabilité inter et intra individuelle : certains peuvent se révéler extrêmement performants pour certaines tâches intellectuelles, et nuls pour d'autres.

En revanche, dans le contexte de cet ouvrage, il est toujours possible, à partir de ressources existantes, de les développer, d'optimiser ses capacités, son organisation intellectuelle, voire d'acquérir certains types d'opérations intellectuelles. Notre souci premier n'est donc pas directement de chercher à développer l'intelligence, *stricto sensu*, mais d'apporter un éclairage sur le rôle des opérations intellectuelles dans les comportements de la vie quotidienne et, de façon plus directement liée à nos préoccupations actuelles, d'utiliser ces opérations dans nos situations d'apprentissage et de mémoire. L'intelligence intervient donc dans la mémoire comme un catalyseur, un facteur régulateur, tout comme les autres fonctions cognitives et l'affectivité.

On pourrait résumer cela en disant que l'intelligence assure l'analyse et la synthèse des informations, leur compréhension, en dégage la logique (c'est-à-dire leurs interrelations), assure leur assimilation et détermine la conduite du sujet. La capacité de ce dernier à transférer les informations acquises, apprises dans des contextes anciens, à des contextes actuels et futurs joue un rôle non négligeable dans sa propre évolution.

1

GÉRER L'ESPACE

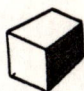

Nous avons vu au cours du chapitre consacré à l'imagerie visuelle l'importance des repères spatiaux (le haut, le bas, la droite, la gauche, etc.) dans la constitution des souvenirs visuels. Nous nous attachons maintenant à approfondir les principales stratégies de construction de l'espace à partir de critères visuo-spatiaux. Ce sont ces stratégies qui nous permettent de nous orienter dans l'espace, de nous représenter cet espace et de construire certains aspects de la pensée à partir de concepts tels que « plus petit ou plus grand que », « avant-après », etc. La fonction intellectuelle d'organisation visuo-spatiale joue donc un rôle capital dans bon nombre de nos comportements.

Prenons un exemple, assez courant dans la vie quotidienne : il nous arrive quelquefois, lorsque nous sommes en voiture, de souhaiter tourner à droite dans un carrefour. Un panneau *sens interdit* sur la droite nous oblige à prendre une autre direction. Nous faisons donc un premier détour, quelquefois suivi d'un second, puis d'un troisième... si bien que nous finissons par nous égarer complètement. Nous pensons alors : « Je n'ai aucun sens de l'orientation, aucune mémoire de l'espace. »

En fait, il n'en est rien. Vous savez maintenant qu'on ne peut mémoriser un espace que s'il a été construit au préalable. Dans la situation présente, la question n° 5 prend pleinement son sens : je me suis perdu(e) ou encore, je ne me souviens pas du trajet que j'ai parcouru, mais ai-je traité l'information « trajet », autrement dit, est-ce que j'ai effectué les opérations de construction de l'espace qui m'auraient évité de m'égarer ? Si la réponse à cette question est non, il est normal que je me sois perdu(e).

Les exercices qui vont suivre vous donnent l'occasion de constater vos points forts et vos points faibles en matière de gestion de l'espace. Comme nous l'avons souligné précédemment, nous ne partons pas tous à égalité dans ce domaine. De par leurs études, leur profession ou simplement leur intérêt, certains maîtrisent plus facilement ces exercices que d'autres. Ceux-ci sont plus particulièrement utiles aux personnes en difficulté dans les situations de gestion de l'espace et qui souhaitent y remédier.

Exercez-vous dans les pages suivantes à construire et à mémoriser l'espace à partir du principe suivant :

On construit l'espace à partir de repères correspondant aux coordonnées des informations visuelles. Les coordonnées permettent d'établir la position d'une information visuelle par rapport à un système de référence (cadres, lignes et colonnes, axes horizontaux, verticaux, obliques...).

Exercice d'itinéraire

Dans la page ci-contre, sur la feuille quadrillée :
D représente le point de départ d'un trajet.
A le point d'arrivée.
Vous devez accomplir un trajet en suivant les indications qui vont suivre. Par exemple, EST 2, cela consiste à tracer un trait de 2 carreaux vers l'est.
Revenons au point de départ D.
Accomplissez le circuit :

SUD 5	EST 12	SUD 16	EST 5
OUEST 3	SUD 15	EST 3	NORD 11
SUD 6	OUEST 15	NORD 9	EST 9
EST 10	NORD 4	EST 5	SUD 10
NORD 7	OUEST 5	SUD 11	OUEST 6

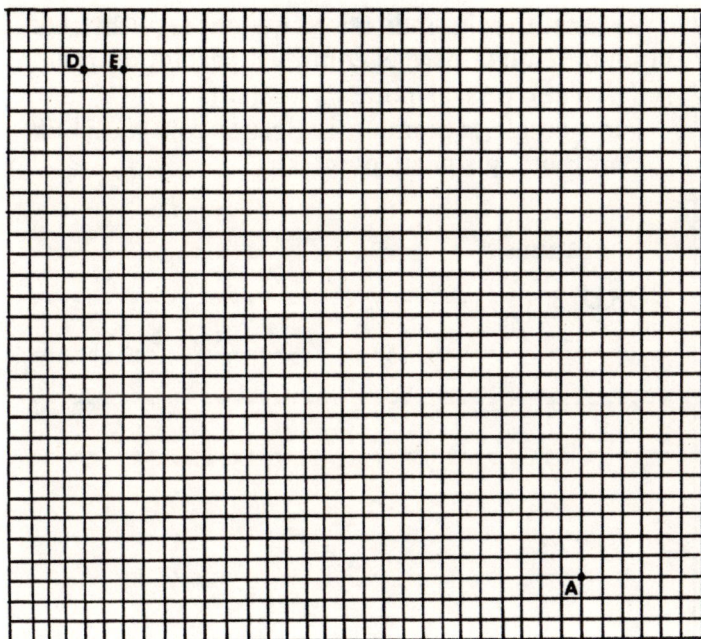

Exercice d'itinéraire

Reconstituez les indications qui ont servi à tracer l'itinéraire de la page ci-contre en partant du point A (arrivée) vers le point D (départ).

Par exemple, la première indication est : NORD 3. Continuez jusqu'au point D.

Indications :

NORD 3 --------- --------- ---------

--------- --------- --------- ---------

--------- --------- --------- ---------

--------- --------- --------- ---------

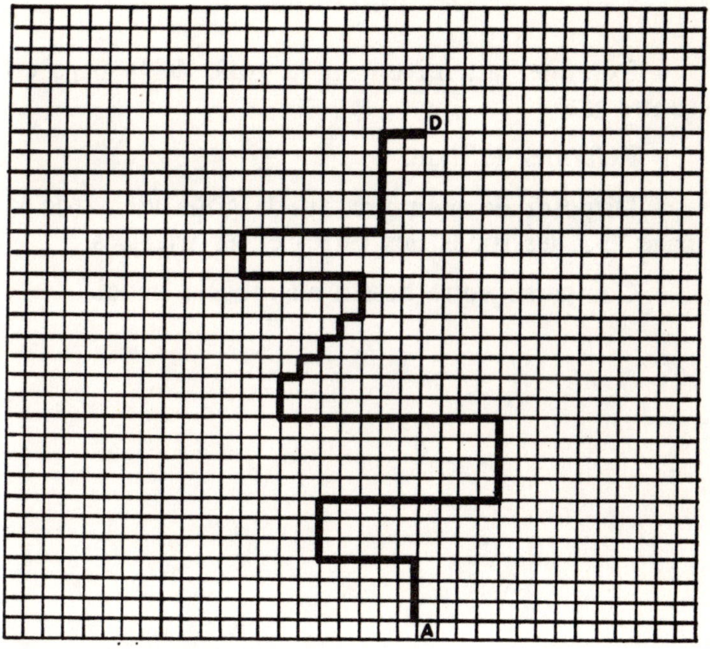
D
A

Se représenter l'espace, c'est aussi savoir l'organiser.

Force *

– Examinez attentivement la grille de la page ci-contre ☞

– Refermez le livre.

– Disposez de mémoire, sur la grille vierge de la page 292, les ronds, les carrés et les triangles.

– Comparez votre dessin au modèle initial.

	1	2	3	4	5
A	●				■
B		●	▲	■	
C		▲	●	▲	
D		■	▲	●	
E	■				●

	1	2	3	4	5
A					
B					
C					
D					
E					

Force**

– Examinez attentivement la grille ci-dessous.

– Refermez le livre.

– Disposez de mémoire, sur la grille vierge de la page 294, les ronds, les carrés et les triangles.

– Comparez votre dessin au modèle initial.

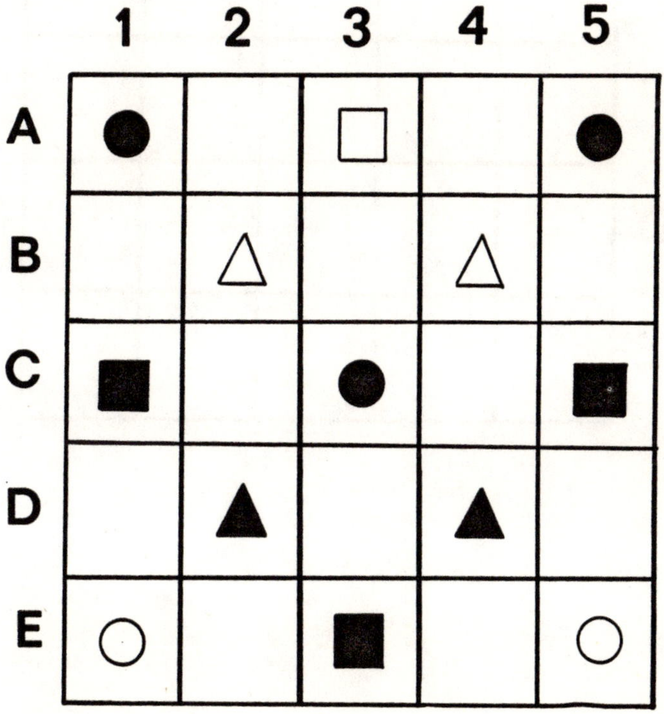

	1	2	3	4	5
A	●		□		●
B		△		△	
C	■		●		■
D		▲		▲	
E	○		■		○

	1	2	3	4	5
A					
B					
C					
D					
E					

Force ***

– Examinez attentivement la grille ci-dessous.

– Refermez le livre.

– Disposez de mémoire, sur la grille vierge de la page 296, les ronds, les carrés et les triangles.

– Comparez votre dessin au modèle initial.

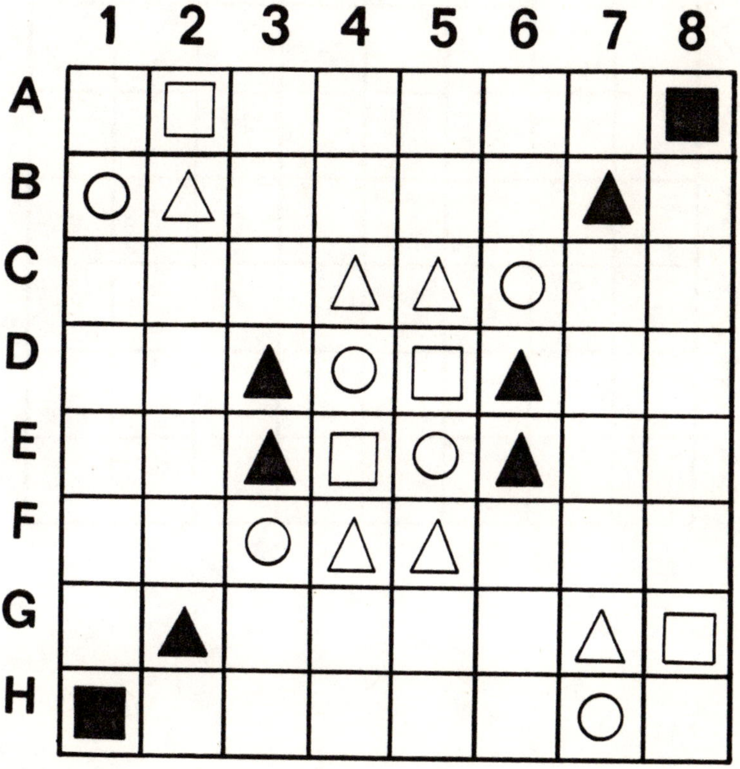

	1	2	3	4	5	6	7	8
A		☐						■
B	○	△					▲	
C				△	△	○		
D			▲	○	☐	▲		
E			▲	☐	○	▲		
F			○	△	△			
G		▲					△	☐
H	■						○	

	1	2	3	4	5	6	7	8
A								
B								
C								
D								
E								
F								
G								
H								

Reproduire en symétrie.

Sur la partie gauche de cette feuille se trouve un dessin. Si on le reproduit en symétrie sur la partie droite, par rapport à l'axe vertical central, cela donne :

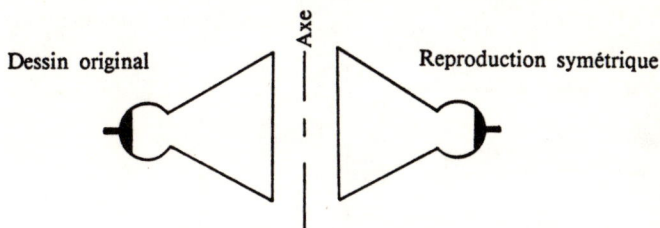

Dessin original   Axe   Reproduction symétrique

De même, voilà la reproduction d'une autre figure :

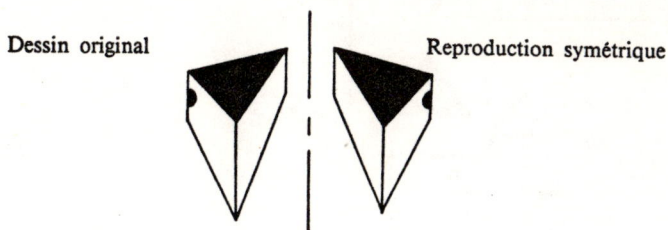

Dessin original   Reproduction symétrique

Habituez-vous à considérer cette façon de représenter les choses en symétrie : un peu comme si les dessins de gauche se voyaient dans une glace, représentée par l'axe vertical. Ce qui se trouve proche de l'axe d'un côté doit se retrouver proche de l'axe de l'autre côté. Il en est de même pour ce qui en est éloigné.

Force *

Reproduire en symétrique.

Dessin original | Reproduction symétrique

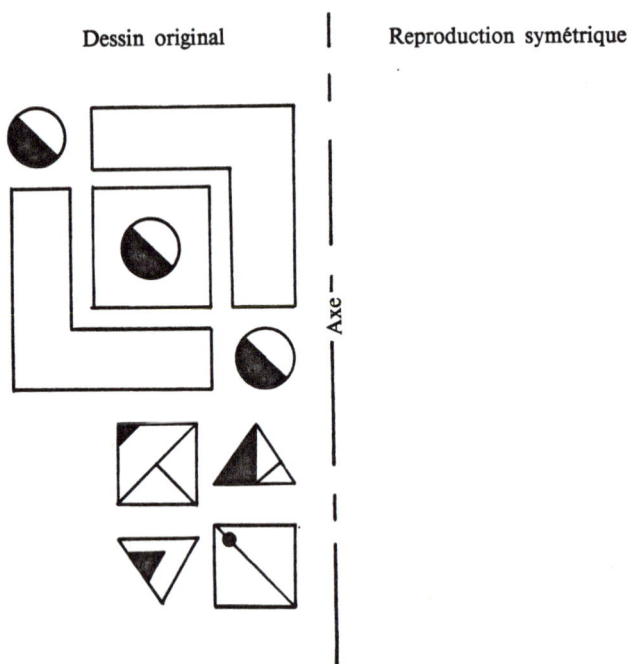

Force **

Dessin original   Reproduction symétrique

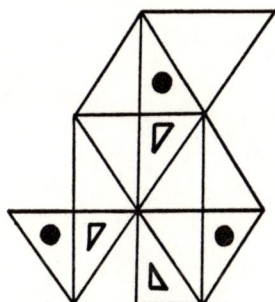

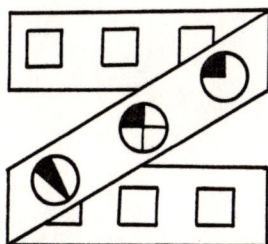

Axe

299

Force ***

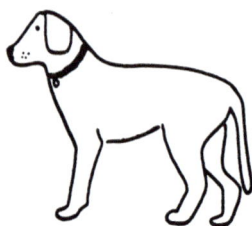

Reproduire en symétrique.

Dessin original   Reproduction symétrique

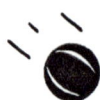

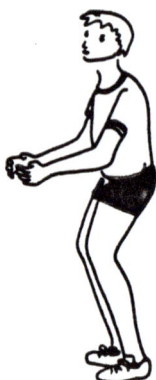

Axe

Applications dans la vie quotidienne

Mémorisez des formes, emplacements, positions, dispositions, lieux, circuits, itinéraires.

Dessinez le plan de votre quartier avec les rues, places, emplacements des commerçants, etc.

Établissez les itinéraires les plus rapides.

Reproduisez les places des divers commerçants que vous fréquentez.

Reproduisez le plan de votre lieu d'habitation (avec emplacement des portes, fenêtres, etc.) et des divers éléments de son mobilier, ainsi que ceux des personnes que vous fréquentez.

Lors des dernières vacances, vous avez visité des lieux et suivi des itinéraires.

Itinéraires : reconstituez le parcours, dans un sens puis dans l'autre.

Lieux : description des appartements ou hôtels occupés des lieux de villégiatures
des monuments visités.

Établissez les rapports géographiques entre ces divers lieux (plage ou piste de ski par rapport à l'hôtel, à la ville, à la route, etc.).

Apprenez à vous orienter à pied, en voiture, lire un plan, une notice d'appareil ménager ou celle d'un meuble livré en pièces détachées.

2

RAISONNER
(ou induire et déduire)

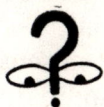

Au même titre que les exercices de construction de l'espace, les exercices de raisonnement montrent à quel point la mémoire est tributaire des capacités à induire et déduire des informations. Ces capacités sont regroupées dans le langage courant sous le concept de *logique*.

Les exercices de ce chapitre invitent donc à réfléchir, à raisonner, à dégager des rapports en vue de trouver des solutions logiques à certains problèmes expérimentés dans notre quotidien. En eux-mêmes, ces exercices développeraient davantage les capacités d'abstraction que la mémoire proprement dite. On peut se révéler très fort pour le raisonnement abstrait ou la logique numérique et posséder une bonne mémoire logique tout en souffrant d'une mauvaise mémoire pour d'autres types d'informations. On peut inversement se sentir à l'aide dans les activités strictement mnésiques et s'avérer tout à fait inefficace en matière de logique pure telle qu'elle se manifeste dans les opérations formelles de l'intelligence, qui sont les opérations les plus évoluées (celles qui succèdent aux opérations concrètes dans la théorie de l'intelligence de J. Piaget). Là encore, les chances sont inégales...

L'intérêt des exercices de raisonnement réside non seulement dans le souci de montrer les interactions de la mémoire avec un type d'intelligence – la logique –

mais aussi dans celui de montrer l'importance de ce type d'opérations intellectuelles dans certaines situations de notre vie quotidienne. Par ailleurs, il est important de souligner que les exercices de raisonnement entretiennent et développent la concentration, la puissance de la réflexion et concourent au maintien d'un niveau élevé d'activation cérébrale. Plus un cerveau travaille, plus il peut travailler. Le raisonnement, la logique sont donc des *plus*.

Exercice Force*

– Complétez la série en remplissant le carré D. Trouvez la solution « de tête » sans avoir recours si possible à des notes *.

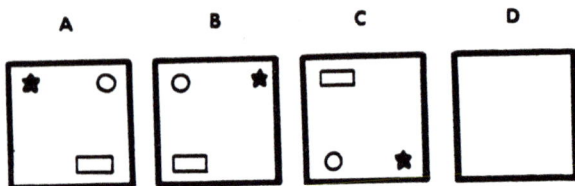

* Les solutions des exercices se trouvent page 310 et page 311.

Exercice Force*

Raisonnez « de tête » sans avoir recours si possible à des notes.

Sur les 7 nombres ci-dessous, 6 ont un point commun. Lequel?

5; 2; 7; 14; 28; 52; 56.

Force**

Au restaurant, un menu comprenant un supplément coûte 180 francs.

Le même menu, mais sans supplément, coûte 70 francs de plus que le prix du supplément.

Combien coûte le supplément?

Combien coûte le menu sans supplément?

Un costume présenté dans une vitrine avec ses accessoires est proposé à 3 500 francs.

Le même costume, sans ses accessoires, coûte 2 500 francs de plus que ses accessoires.

Combien coûtent les accessoires?

Quel est le prix du costume seul?

Un appartement comportant une cuisine équipée coûte 1 000 000 de francs.

L'appartement coûte 800 000 francs de plus que l'équipement de la cuisine.

Combien coûte l'équipement de la cuisine?

Quel est le prix de l'appartement sans l'équipement de cuisine?

Force***

Un nénuphar se trouve dans un bassin. Chaque jour, il double de volume.

En huit jours, il emplit complètement le bassin.

En combien de jours en emplit-il la moitié?

Solutions

Force*

Le carré D :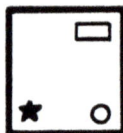

Force*

La somme des deux premiers nombres donne le troisième.

La somme des trois premiers nombres donne le quatrième.

La somme des quatre premiers nombres donne le cinquième.

La somme des cinq premiers nombres donne le dernier.

Le sixième n'a aucun rapport avec cet enchaînement logique.

Force**

Désignons le menu sans supplément par la lettre M et le supplément par la lettre S. On peut donc dire que $M + S = 180$

On peut dire aussi que M coûtant 70 francs de plus que S cela peut s'écrire : $M = S + 70$

Dans la relation $M + S = 180$ on peut maintenant remplacer M par sa valeur $S + 70$, ce qui donnera :

S + 70 + S = 180
donc 180 - 70 = S + S = 110 et donc S = 55
Le menu sans supplément coûtant 70 F de plus que
le supplément vaut donc : 55 + 70 = 125 F.

En procédant de la même façon, on trouve les solutions suivantes :
Les accessoires valent 500 F
Le costume sans accessoires vaut 3 000 F

L'équipement de la cuisine coûte 100 000 F
L'appartement sans équipement coûte 900 000 F

Force***

En huit jours, nous le savons, le nénuphar emplit le bassin. Et il double chaque jour de volume, nous le savons aussi.

Donc, la veille du jour où il emplit le bassin, il en emplit la moitié. Et la veille du huitième jour, c'est... le septième.

CONCLUSION

Au terme de cet ouvrage, il se révèle assez malaisé de « conclure » sur un sujet dont nous avons indiqué les zones d'ombre, l'évolutivité, et dont on sait qu'il a encore beaucoup à nous apprendre. Cerveau, mémoire, langage, intelligence, activités cognitives... autant de domaines qui à bien des égards demeurent encore énigmatiques aux chercheurs. Voilà qui nous incite à la modestie, voire à la méfiance, face à certains discours péremptoires et dogmatiques. Mais en même temps, bien qu'incomplètes, nos connaissances actuelles reflètent une avancée réelle sur ce que nous savions sur ces sujets au début du siècle.

C'est parce que nous possédons aujourd'hui quelques notions solides, irréfutables même, que je me suis autorisée à tenter un certain nombre d'articulations entre diverses disciplines. Ces notions s'appuient sur les recherches menées dans des matières aussi diverses – mais proches – que la neurophysiologie, la neurobiologie, la neuropsychologie, la psychopédagogie ou la psychologie. S'il est vrai que chacune apporte un éclairage différent sur le fonctionnement cognitif, la plupart des équipes de recherche tendent à être pluridisciplinaires. Il leur est plus difficile, en revanche, de devenir transdisciplinaires, c'est-à-dire de parvenir à une communauté de langage. Il reste donc beaucoup à faire

313

pour les chercheurs s'ils veulent atteindre un tel but et nous permettre alors de progresser dans la compréhension du cerveau et de ses fonctions, ce qui ensuite nous permettra de rendre leur travail accessible au plus grand nombre sans en dénaturer le contenu.

Mais, dira-t-on, n'était-ce pas une gageure, voire un défi à la rigueur intellectuelle, que de vulgariser des concepts que nous maîtrisons encore mal? Mon souci dominant a été de tenter d'éviter deux types de dérapage.

Le premier aurait consisté à tenir des propos utopiques sur la plasticité cérébrale et de surestimer le bénéfice de la stimulation intellectuelle – excès que l'on retrouve dans certaines pseudo-méthodes où l'on propose naïvement de gonfler la mémoire comme on gonflerait des abdominaux...

Le second dérapage aurait été, inversement, un excès de prudence conduisant pratiquement le lecteur à perdre tout intérêt pour la stimulation intellectuelle et les techniques susceptibles d'entretenir et de développer son potentiel cérébral.

Ce livre étant une manière de dialoguer, c'est aussi à son lecteur de faire preuve d'esprit critique, de se méfier de son propre souci – souvent inconscient – de transformer ce qu'il lit en ce qu'il souhaiterait lire...

Mon souci a été, avant tout, pédagogique. Tout au long de ces pages, j'ai insisté sur la multiplicité des activités mnésiques et leurs interrelations d'une part avec les autres activités cognitives (perceptives, intellectuelles, verbales) et d'autre part avec l'affectivité. Avoir une bonne mémoire, c'est avant tout jouir d'une bonne santé physique et psychique, mais aussi maîtriser, autant que faire se peut, les stratégies de la cognition, cette aptitude inhérente au cerveau d'acquérir des connaissances et de les utiliser de façon appropriée dans nos comportements quotidiens.

Maîtriser ces stratégies implique nécessairement de connaître et de maîtriser cette donnée fondamentale qu'est l'organisation structurale et fonctionnelle du cerveau. La première partie de ce livre a été consacrée à ce sujet. Rappelons que notre cerveau a été conçu et fonctionne selon un programme génétique déterminé, que chacun de ses deux hémisphères – et à l'intérieur de ceux-ci les différents lobes, les différents types de cellules nerveuses – est responsable de fonctions spécifiques. Mais nous savons aussi que d'innombrables connexions entre neurones assurent les échanges d'un hémisphère à l'autre, d'un lobe à l'autre, d'un type de population cellulaire à un autre, réalisant ainsi un véritable câblage nerveux. C'est ce câblage qui confère au cerveau son puissant pouvoir de traitement de l'information par l'intermédiaire des différents systèmes cognitifs que sont les facultés d'attention-concentration, la perception, le langage, la mémoire et l'intelligence. Ces systèmes définissent autant d'outils de traitement de l'information. Ils expriment les capacités anatomiques, neurophysiologiques et neurobiologiques du cerveau, activées sous l'effet des stimulations. Ces stimulations en provenance du monde extérieur et du monde interne vont favoriser la mise en place du câblage nerveux et, tout au long de notre existence, le modifier. En quoi consisteront ces modifications? En un accroissement des arborisations dendritiques et de l'efficacité synaptique, qui sera possible grâce à cette capacité inhérente au cerveau lui-même qu'on appelle la plasticité cérébrale. Le cerveau est « plastique » en ce sens qu'il peut se modifier en réponse à ce qui se passe dans son environnement. Certes, nous sommes définis au départ par notre patrimoine génétique mais, nous l'avons déjà souvent évoqué, notre milieu contribue largement à l'expression de ce patrimoine, favorablement ou non selon l'intensité et la qualité de nos stimulations.

CONCLUSION

À partir de nos connaissances les plus sûres, les plus reconnues par la communauté scientifique internationale, j'ai proposé les trois grandes familles de stratégies cognitives les mieux appréhendées : l'imagerie visuelle, l'imagerie sémantique et l'organisation intellectuelle. Elles permettent à chacun d'améliorer son potentiel cérébral, étant bien entendu que bien avant ce livre, vous utilisiez consciemment ou inconsciemment certains éléments de ces méthodes dans votre vie quotidienne, certains privilégiant les codages visuels, d'autres les codages sémantiques, un même individu pouvant d'ailleurs se révéler plutôt « visuel » pour certaines tâches et « verbal » pour d'autres. Mais l'intérêt de cet ouvrage réside peut-être précisément dans l'éclairage qu'il apporte sur les articulations entre la « mémoire » des laboratoires de recherche, étudiée par les spécialistes, et la « mémoire » qui s'exprime (ou nous joue des tours...) dans notre vie quotidienne.

Si ces pages ont à la fois amélioré votre mémoire et suscité un certain intérêt pour « la mémoire des laboratoires », alors elles auront pleinement rempli leur rôle.

GLOSSAIRE

Activation : Transition d'un niveau donné d'activité du système nerveux au niveau supérieur. Augmentation de l'activité cérébrale.

Axone : Axe unique du neurone. Lorsqu'ils sont groupés, les axones constituent les nerfs.

Cognitif : Qui a trait à la *cognition*, c'est-à-dire la faculté d'acquérir et d'utiliser des connaissances.

Corps calleux : Faisceaux de fibres nerveuses reliant les deux hémisphères cérébraux.

Cortex : Sorte d'écorce plissée d'environ 3 millimètres d'épaisseur recouvrant les deux hémisphères cérébraux. C'est la partie du cerveau où se trouvent les fonctions les plus évoluées.

Dendrites : Parties de chaque neurone en contact avec un autre neurone. Les dendrites forment des *arborisations*.

Efficience : Rendement, efficacité.

Empan : Capacité maximale d'informations qu'une personne peut garder simultanément en tête et restituer immédiatement après les avoir appréhendées.

Encodage : Opération de la mémoire consistant à enregistrer des informations puis à les transformer en représentations mentales.

Hémisphère cérébral : Moitié (gauche ou droite) du cerveau. Chaque hémisphère est divisé par des scissures et circonvolutions en quatre *lobes* responsables de fonctions précises.

Lobe cérébral : Partie d'une hémisphère cérébral responsable d'une fonction précise. Il y a quatre lobes par hémisphère · frontal, pariétal, temporal et occipital.

Mnésique : Ce terme désigne tout ce qui concerne la mémoire.

Neurobiologie : Étude des mécanismes cellulaires et moléculaires du système nerveux.

Neurone : Cellule du système nerveux.

Neurophysiologie : Étude du fonctionnement normal du système nerveux.

Neuropsychologie : Étude du comportement psychique, en relation avec la neurophysiologie et la neurobiologie.

Neurosciences : Sciences du système nerveux. Elles comprennent principalement la neuro-anatomie, la neurophysiologie, la neurobiologie, la neuropsychologie, la bioénergétique, la bio-informatique.

Neurotransmetteur : Substance chimique émise au niveau des synapses.

Névroglie : Tissu dense contenant les neurones, où ils trouvent les éléments nutritifs nécessaires à leur activité et leur survie.

Plasticité cérébrale : Capacité du cerveau à se développer dans sa structure et son fonctionnement sous l'effet de stimulations appropriées et constantes.

Sémantique (mémoire) : Mémoire qui concerne les événements et concepts culturels.

Synapse : Zone de contact et de transmission d'un neurone à l'autre.

Système nerveux : Ensemble formé par le cerveau, la moelle épinière et les nerfs.

Traitement de l'information : Opérations cérébrales intervenant au niveau de l'encodage, de la consolidation et de la récupération des informations.

BIBLIOGRAPHIE

Pour ceux qui veulent en savoir plus, voici quelques ouvrages qui leur permettront de se documenter utilement.

Atkinson(R.L.) Atkinson(R.C.) Smith(E.E.) et Hilgard(E.R.) : *Introduction à la psychologie*, Études vivantes, 1987.

Boulu (P.) : *La dynamique du cerveau*, Payot, 1991.

Bourre (J.M.) : *La diététique du cerveau*, Odile Jacob, 1990.

Changeux (J.P.) : *L'homme neuronal*, Fayard, 1983.

Chapoutier (G.) : *Mémoire et cerveau, biologie de l'apprentissage*, Le Rocher, 1988.

Delacour (J.) : *Neurobiologie des comportements*, Hermann, éditeur des sciences et des arts, 1984.

Éducation permanente, n° 88-89 : « Apprendre peut-il s'apprendre ? »

Godaux (E.) : *Cent millions de neurones*, Belin, 1990.

Jean-Moncler (G.) : *Des méthodes pour développer l'intelligence*, Belin, 1991.

Lamour (Y.) : *Le vieillissement cérébral*, P.U.F., 1990.

Lapp (D.) : *Comment améliorer sa mémoire à tout âge*, Dunod, 1989.

Richard (J.F.) : *Les activités mentales*, Armand Colin, 1990.

Trocmé-Fabre (H.) : *J'apprends donc je suis, introduction à la neuropédagogie*, Les Éditions d'organisation, 1987.

TABLE DES MATIÈRES

Cet ouvrage a été réalisé par la
SOCIÉTÉ NOUVELLE FIRMIN-DIDOT
Mesnil-sur-l'Estrée
pour le compte des Éditions Robert Laffont
24, avenue Marceau, 75008 Paris
en juillet 2000

Imprimé en France
Dépôt légal : octobre 1993
N° d'édition : 41066/05 - N° d'impression : 52032